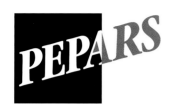

JN095288

【ペパーズ】
編集企画にあたって…

　日本形成外科学会データベース2021年度アニュアルリポートによれば，登録されている疾患大分類，外傷63,208例のうち，上肢の外傷は20,450例と最多であり，顔面軟部組織損傷17,904例を凌ぎます．医師が，一般外来や救急外来において「手外傷」に接する機会は非常に多いのです．その多くは皮下・皮下組織の損傷10,262例ですが，切断2,990例(15%)，骨折・脱臼2,625例(13%)，腱損傷1,000例強(約5%)，神経損傷1,000例弱(約5%)と続きます．包丁で手を突き刺してしまった，カッターナイフで手を突き刺してしまった，一見，5 mm程度の軽微な創傷でも，神経損傷や血管損傷，腱損傷が合併している場合もあります．また，日常よくある，犬や猫による咬傷が掌側では腱鞘，背側では関節内におよび，重篤な化膿性腱鞘炎や化膿性関節炎を引き起こすこともあります．

　'手'は，人間にとって重要な器官です．つまみ等，巧緻作業のみならず，触れることで様々な情報を得る知覚器官であり，握手，拍手，ダンス等において感情を表出する器官でもあります．この'手'の機能が損なわれることは，人にとって大きな損失であります．人々が不幸にして「手外傷」を負った患者となった時，我々医師は，その機能を回復させるべく最大限の力を注がねばなりません．

　今回は，「〈一人医長マニュアルシリーズ〉手外傷への対応」，を企画させていただきました．日常診療にて遭遇することの多い，手指骨折，手関節以遠の靭帯損傷・脱臼骨折，手指皮弁，再接着術，腱損傷，神経損傷，熱傷，感染症について，今，まさに臨床の最前線で活躍しておられる，手外科医のトップランナーの皆さんに執筆をお願いいたしました．手外傷のそれぞれについて，初期治療で行うべきこと，専門医に送るべきタイミング等について言及していただきました．屈筋腱損傷治療に代表されるように，20世紀前半ではno-man's landと言われ，予後不良であった部位の損傷も，現在ではsomeone's land，すなわち手外科専門医が治療を行えば良好な予後が期待できるようになっています．まずは，適切な初期治療を行い，自分の専門でない場合は，然るべき専門医へ繋ぐことが肝要です．

　そして，今は専門としていなくても，「手外傷」を通じて'手外科'に興味をお持ちになれば，'手外科'ワンダーランドへようこそ！共に精進いたしましょう！扉は常に開かれております．'手外科'の仲間とともに，お待ちしております．

2022年11月

石河利広

KEY WORDS INDEX

WRITERS FILE

ライターズファイル（五十音順）

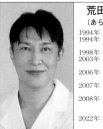

荒田　順
（あらた　じゅん）
1994年	滋賀医科大学卒業
1994年	日赤和歌山医療センター形成外科
1998年	共和病院形成外科
2003年	島根県立中央病院形成外科
2006年	京都大学附属病院形成外科
2007年	島根県立中央病院形成外科，部長
2008年	国立病院機構京都医療センター形成外科，科長
2022年	滋賀医科大学形成外科，病院教授

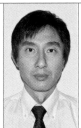

岩田　勝栄
（いわた　しょうえい）
2001年	和歌山県立医科大学卒業
2003年	同大学整形外科入局
2004年	和歌山労災病院整形外科
2008年	和歌山県立医科大学整形外科，学内助教
2010年	南和歌山医療センター整形外科
2013年	聖隷浜松病院手外科マイクロサージャリーセンター，クリニカルフェロー
2014年	南和歌山医療センターリハビリテーション科，医長
2018年	和歌山ろうさい病院整形外科，第3整形外科部長，第2手外科部長

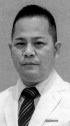

下江　隆司
（しもえ　たかし）
2005年	和歌山県立医科大学卒業
2007年	済生会和歌山病院，医員
2008年	橋本市民病院，医員
2010年	新宮市立医療センター，医員
2011年	同，医長
2012年	和歌山県立医科大学救急集中治療医学講座，助教
2013年	同大学整形外科，学内助教
2014年	小郡第一総合病院整形外科，国内留学
2015年	和歌山県立医科大学整形外科，助教
2020年	同大学整形外科，講師
2022年	同大学整形外科，講師

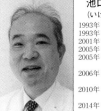

池口　良輔
（いけぐち　りょうすけ）
1993年	京都大学卒業
1993年	同大学整形外科入局
2001年	同大学大学院入学
2005年	同大学医学博士取得
2005年	米国ピッツバーグ大学形成外科留学
2006年	京都大学医学部附属病院整形外科，助教
2010年	神戸市立医療センター中央市民病院，医長
2014年	京都大学医学部附属病院リハビリテーション科，准教授

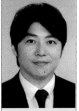

小野　真平
（おの　しんぺい）
2004年	日本医科大学卒業
2006年	同大学形成外科入局
	同大学大学院入学
2010年	医学博士取得
2010年	米国ミシガン大学形成外科留学（Dr. Kevin C Chungに師事）
2012年	日本医科大学高度救命救急センター，助教
2013年	聖隷浜松病院手外科・マイクロサージャリーセンター
2015年	会津中央病院形成外科，部長
2015年	日本医科大学形成外科，講師
2017年	同，准教授

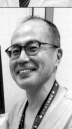

松本　泰一
（まつもと　たいいち）
1992年	愛媛大学卒業
	京都大学整形外科学教室入局
1993年	倉敷中央病院整形外科
1995年	大阪日赤附属大手前整肢学園
1997年	公立豊岡病院整形外科
2002年	京都大学医学部付属病院整形外科，医員
2005年	倉敷中央病院整形外科
2010年	Columbia University, New York, Department of Orthopaedic Surgery, Hand & Microvascular Surgery 留学
2011年	倉敷中央病院復職
2021年	兵庫県立尼崎総合医療センター

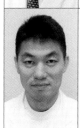

石河　利広
（いしこ　としひろ）
1994年	滋賀医科大学卒業
	京都大学形成外科入局
	大津赤十字病院形成外科
1998年	島根県立中央病院形成外科
2000年	田附興風会北野病院
2001年	角谷整形外科病院
2005年	京都大学形成外科
2013年	大津赤十字病院形成外科

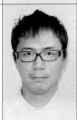

楠原　廣久
（くすはら　ひろひさ）
1998年	近畿大学卒業
	同大学形成外科入局
2002〜03年	米国 Northeastern Ohio Universities College of Medicine 留学
2004年	近畿大学大学院医学研究科修了
	同大学形成外科，助教
2006年	同，医学部講師
2008〜09年	埼玉医恵会病院・埼玉手外科研究所，手外科研修
2009年	近畿大学形成外科，医学部講師
2012年	同，講師

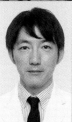

柳下　幹男
（やぎした　みきお）
2007年	金沢医科大学卒業
2009年	同大学形成外科入局
2013年	厚生連高岡病院形成外科
2019年	四谷メディカルキューブ手の外科・マイクロサージャリーセンター
2021年	金沢医科大学形成外科，助教

CONTENTS

＜1人医長マニュアルシリーズ＞
手外傷への対応

編集／大津赤十字病院形成外科部長　石河利広

◆編集顧問／栗原邦弘　百束比古　光嶋　勲
◆編集主幹／上田晃一　大慈弥裕之　小川　令

【ぺパーズ】
PEPARS No.192/2022.12◆目次

「PEPARS®」とは Perspective Essential Plastic
Aesthetic Reconstructive Surgery の頭文字より
り構成される造語．

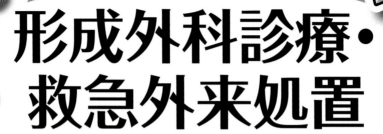

好評

臨床実習で役立つ

形成外科診療・救急外来処置 ビギナーズマニュアル

―日医大形成外科ではこう学ぶ！―

編集 小川 令 日本医科大学形成外科主任教授

2021年4月発行　B5判　オールカラー　定価7,150円（本体価格6,500円＋税）　306頁

臨床の現場で活きる診察法から基本的な処置法・手術法を日医大形成外科の研修法で網羅した入門書。各疾患の押さえておくべきポイント・注意事項が箇条書き記述でサッと確認でき、外科系医師にも必ず役立つ一書です。

約120問の確認問題で医学生の国家試験対策にもオススメ!

目次

内容紹介動画もぜひご覧ください！

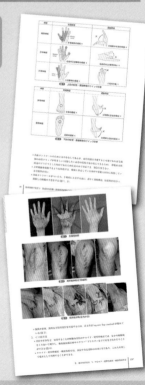

全日本病院出版会　〒113-0033 東京都文京区本郷 3-16-4　Tel:03-5689-5989
www.zenniti.com　Fax:03-5689-8030

PEPARS　No.192：1-10，2022

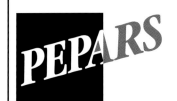

◆特集／<1 人医長マニュアルシリーズ > 手外傷への対応

手指骨折

松本　泰一*

Key Words：手部骨折(hand fractures)，中手骨骨折(metacarpal fractures)，指節骨骨折(phalangeal fractures)

Abstract　　外来診療で日常よく遭遇する手指骨折であるが，注意しないと拘縮や整容的・機能的に看過できない障害を引き起こすことがある．本稿では，末節骨，中節骨，基節骨，および中手骨の各部位の代表的な骨折について，その特徴，治療方針と注意点について解説する．

はじめに

　手指骨折は末節骨から手根骨まで様々な骨折のタイプがあり，本稿だけで述べることは困難である．したがって本稿では，代表的で，よく遭遇する骨折における基本的な処置について解説する．なお，PIP 脱臼骨折は本特集の他稿に譲る．

末節骨骨折

　指尖部の圧挫損傷であり，爪が爪母から脱臼し，開放骨折になっている場合が多い．指ブロックにて，不潔の状態でまずしっかり洗浄する．その後消毒し清潔シーツを展開し，基節部にネラトンチューブや手術手袋で指 tourniquet をかけた上で，1％イソジン生食(生食 500 mL にイソジン原

* Taiichi MATSUMOTO，〒660-8550　尼崎市東難波町 2 丁目 17-77　兵庫県立尼崎総合医療センター整形外科，部長

液 5 mL の割合)でさらに洗浄するとともに，骨折の状態をよく確認する．イメージを用いて 0.7 mm c-wire を 2 本指尖部より平行に刺入し，末節骨の DIP 関節の軟骨下骨に先端をあてる．不安定性が強い場合は，DIP 関節を貫いてもよい．側爪郭をきれいに縫合し，爪床を 6-0 バイクリルで縫合する．最後に Schiller 法で爪を爪母のポケットに引き込む．爪はシーネの役割を果たすのでできるだけ残す(図 1)．

　神経損傷に関して，末節部遠位 2/3 部位では，指神経は 2〜3 枝程度に分岐しており，もし縫合されなくても，知覚はかなり回復する．DIP レベルであればまだ分岐しておらず，縫合すべきである．不全切断など血流障害が認められる場合は，再接着が可能な施設に相談すべきであろう．

　開放骨折になっておらず，爪下血腫と末節骨の粉砕骨折のみの場合は，注射針などで爪に数か所孔をあけて減圧し，外固定を行う．

　ただし，末節骨の横骨折は放置すると癒合しに

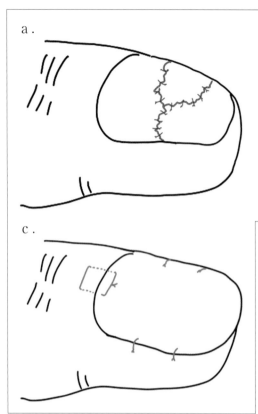

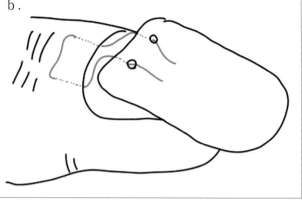

図 1.
Schiller 法
    a：側爪郭をきれいに縫合し，爪床を6-0バイ
      クリルで縫合する．
    b：4-0ナイロン糸を用いた Schiller 法で爪を
      爪母のポケットに引き込む．
    c：爪と側爪郭を1-2針4-0ナイロン糸で縫合
      する．

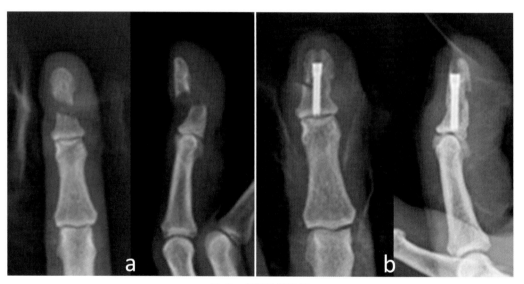

図 2. 末節骨横骨折
    aに対して，径2.5mmヘッドレススクリューを用いて骨接合を施行した(b)．皮下に
    スクリューヘッドが埋まる．

くく，有痛性偽関節になることが多いため，0.7 mm c-wire 2本で骨接合する．あるいは，compression FT 2.5やアキュトラックⅡマイクロを用いて，スクリュー固定してしまうと，皮下にスクリューヘッドを埋めてしまうことができる(図2)．

1．マレット指
A．腱性マレット指

  腱の皮下断裂(rupture)であり，パンツを引き上げた時に指が引っかかったという受傷機転もあり，軽微な外力で生じ得る．通常，腱性マレット

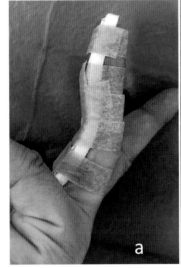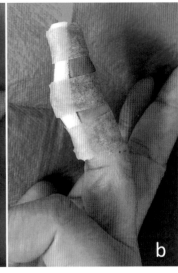

図 3.
マレット指に対するアルフェンス®
シーネ固定
　　a：PIP 軽度屈曲位，DIP やや過
　　　　伸展位としている．PIP 屈曲位
　　　　とすることで，側索が緩み ter-
　　　　minal tendon にストレスがかか
　　　　りにくくなる．
　　b：PIP をフリーとし，DIP のみ
　　　　やや過伸展位としている．

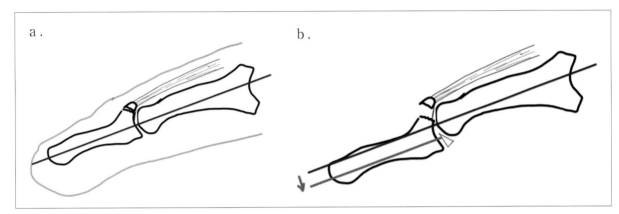

図 4.
　　a：DIP の伸展位側面 alignment が良好に保たれている場合．腱性マレットや非常
　　　　に小さい骨片を伴う骨性マレットによく見られる．
　　b：DIP の側面で末節骨軸と中節骨の骨軸 alignment が崩れている症例は手術適応
　　　　である．

は DIP の側面 alignment は良好に保たれており，保存的治療の適応である．市販のマレット装具は装着しやすいが，簡単に外れてしまい，陳旧性腱性マレットに移行することが多々ある．そのため筆者はアルフェンス®シーネ 10 号を用いてしっかり絆創膏で留めて，本人の着脱を許可していない．毎週来院させて，その時，筆者がしっかりと DIP 伸展位を保持し，清拭の後，シーネ固定をやり直している．最初 3 週間 PIP 軽度屈曲位 20° 程度，DIP やや過伸展位としている（図 3）．PIP 屈曲位とする理由は，側索を緩めて terminal tendon にストレスがかからなくするためである．その後 3 週間

は PIP はフリーとし，DIP のみやや過伸展としてアルフェンスシーネ固定とする．計 6 週間シーネ固定した後 4〜6 週間ほど市販のマレット装具を夜間と日中適宜使用してもらっている．

　　切創による腱断裂（laceration）は，創を拡大し，腱縫合する．DIP は 3.5 週間鋼線固定を行い，その後 2〜3 週間程度シーネ固定を行う．

　　B．骨性マレット指

　　X 線上骨片を伴うマレット指でも，DIP の伸展位側面 alignment が良好に保たれている場合は，保存的治療の適応であり，腱性マレット指に準じて治療している（図 4）．

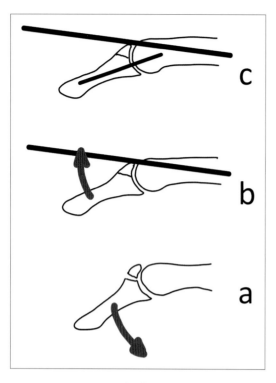

図 5.
a：ピン刺入前に DIP 伸展屈曲を繰り返し，十分に整復操作を行う．末節骨を屈曲位とすると，閉鎖骨折なので伸筋腱付着部骨片も少し屈曲位となる．

b：背側ブロックピンは，正面像で正確に関節中央で，側面像で伸筋腱付着部骨片ギリギリから刺入する．側面像ではピンは中節骨に対してやや斜めになる．

c：しっかり末節骨を伸展させて骨折部を圧迫しする．DIP 関節固定ピンは骨折部に刺入しないように，掌側骨側に位置させる．

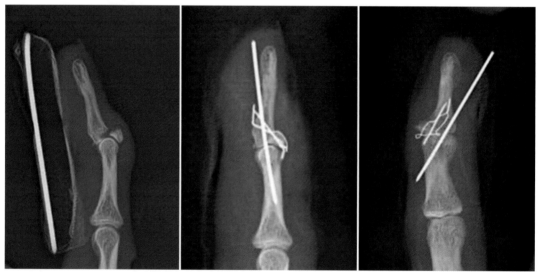

図 6．背側骨片が大きい場合 tension band wiring 法を選択する．

しかし DIP の側面 alignment が崩れている症例は手術適応である．背側骨片が DIP 関節面の 1/3 程度までの症例では，石黒法のよい適応である（図 5）．まずは，ピン刺入前に十分に整復操作を行い，透視下に確認する．背側ブロックピンは 1.1 mm c-wire，DIP 関節固定ピンは 0.9 mm c-wire を用いている．この時重要なのは，背側ブロックピンを正面像で正確に関節中央に刺入する

ことであり，少しでも中央でないと思われた場合，背側骨片の安定性に問題が生じるので，躊躇なくやり直しをすべきである．DIP 関節固定ピンは骨折部に刺入しないように，掌側骨側に位置するように注意している．

背側骨片が大きい，DIP 関節面の 1/2 程度の症例では，石黒法では整復固定が得られないことが多い．この場合，筆者は 2-0 pullout wire を，23 G

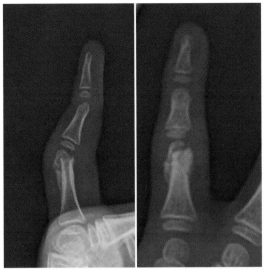

図7. 小児陳旧性中節骨頸部骨折
8歳, 男児. ドッジボールで受傷. 若干の疼痛が
あるものの日常生活上さほど困らなかったため,
医療機関を受診せず2か月放置した. 腫脹と可動
域制限を主訴に来院.

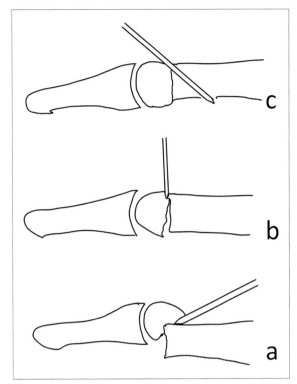

図8. 中節骨頸部骨折
背屈転位に対して背側骨折線から intrafocal pinning
法を用いて, a→b→c の順に整復し固定する.

針をガイドにして掌側に引き出し, 最後に25 G針
を背側骨片に刺入し, これを操作して整復し, そ
のまま掌側骨片に刺入固定する tension band wir-
ing 法(図6)を選択している. この方法は骨性マ
レット偽関節にも骨移植を併用して使用すること
ができる.

マレット指は, 骨性にしろ腱性にしろ, 若干の
extension lag が生じてしまうので, 夜間伸展位固
定装具を気長に使用してもらっている.

2. Jersey finger

ラグビーなどで相手のジャージに指を引っかけ
て受傷する, 深指屈筋腱付着部剝離骨折である.
骨片が腱に牽引されて, 腱鞘内に引き込まれるこ
ともある. 稀な骨折なので見逃さないよう注意す
る.

3. 末節骨骨端線損傷

小児の骨端線損傷は見落としやすく, 健側と比
較することが肝要である.

中節骨骨折

1. 頸部骨折

小児で時に見られる骨折で, 骨頭が背屈するよ
うに回転転位している. 時に90°回転することも
あるが, しばしば見落とされるので注意を要す
る. また, 患者自身も腫脹, 圧痛はあるものの,
靭帯損傷がないため, 日常生活に大きな支障はき
たさず, 医療機関を受診せず放置する場合があ
る. 数週間しても腫脹が引かず, 可動域制限も気
になるため病院を受診し, 骨折が発見される場合
がある(図7).

新鮮例の場合, 徒手整復ののち経皮的ピンニン
グを行う. 整復が困難な時は, 背側骨折線から
intrafocal に1 mm 程度の k-wire を刺入し, 整復
する. あるいは, 観血的に整復し鋼線固定を施行
する(図8).

2. 骨幹部骨折

中節骨に付着する浅指屈筋腱(FDS)と背側伸

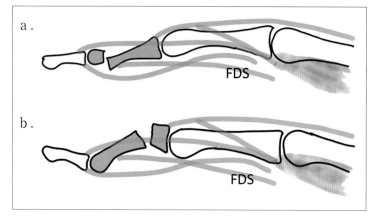

図 9.
中節骨骨幹部骨折の特徴的骨折形態
　a：骨折部位が FDS 停止部より
　　遠位の場合，背屈転位の形態と
　　なる．
　b：骨折部位が FDS 停止部より
　　近位の場合は掌屈転位形態をと
　　る．

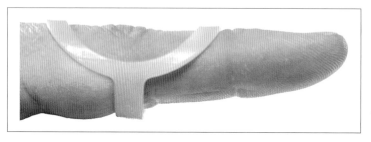

図 10.
oval-8

展機構のバランスにより，骨折部位により特徴的
な骨折転位形態をとる(図 9)．すなわち，骨折部
位が FDS 停止部より遠位の場合，背屈転位の形
態となり，停止部より近位の場合は掌屈転位形態
をとる．治療は基本的には経皮的ピンニングでよ
い．

3．近位基部骨折

　掌側板剝離骨折であり，バレーボールでアタッ
クをブロックした時などに生じる．PIP 側面 X 線
像と PIP 側方動揺性(正面 橈屈/尺屈ストレス撮
影)の評価が重要で，PIP 側面 alignment 良好でか
つ，側方動揺性がない場合は保存的治療でよい．
掌側剝離骨片が回転している場合でも基本的には
保存療法としているが，掌側骨片が屈筋腱鞘内に
引き込まれている場合には観血的整復固定術が必
要である．
　保存的治療は，PIP 関節伸展 0°（過伸展は不可）
で 2 週間程度の外固定の後，過伸展を防止するリ
ング装具(oval-8，図 10)を用いて ROM 訓練を実
施している．PIP 関節を屈曲位で固定すると屈曲
拘縮を生じやすく注意を要する．また，PIP 関節
の固定をせず早期から ROM を許可すると，疼痛
が残りやすい．

　PIP 側面 alignment は良好であるが，側方動揺
性がある場合は，側副靭帯のみジャガーノット
1.0 などのアンカーを用いて修復している．掌側
板の修復は必要なく，むしろ放置した方が ROM
制限は残りにくい[1]．後療法は保存療法に準じて
行う．
　PIP 脱臼骨折は本号他稿に譲る．

基節骨骨幹部骨折

　中節骨骨幹部骨折と同様に，骨間筋と伸筋腱の
アンバランスで掌側凸の骨折形態をとる．基節骨
骨折では指交叉現象に特に注意しなければならな
い．転位や回旋変形がある場合は手術療法の適応
で，指ブロックの後に MP を屈曲位にして，基節
骨を透視パネルに平行に保ちながら，基節骨中枢
からピンニングする．この時，まず基節骨基部の
両側から 1 本ずつ骨折部まで c-wire を刺入し，そ
の後骨折部を正確に整復し，この状態を維持しな
がら末梢へピンニングを進め，固定を完了すると
よい．MP を屈曲した状態でピンニングを行うこ
とで，伸筋腱の指背腱膜が遠位に移動し c-wire と
干渉しにくくなる．術後，MP 屈曲位の状態で背
側シーネをあてるとよい．

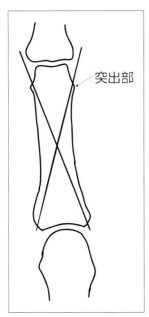

図 11. 基節骨骨幹部骨折
末梢からのピンニングの場合，骨頭側副靱帯付着部の骨突出部に c-wire の先端をあててクロスピンニングを行う．

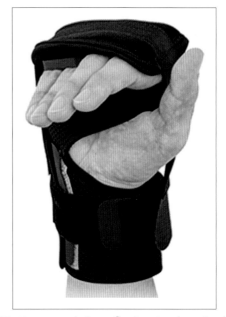

図 12. フィットキュア®・ナックル（アルケア）
ナックルキャストを巻くことは熟練を要するので，このような装具を用いた方が無難であり，簡単確実である．

あるいは，基節骨頭側副靱帯付着部の骨突出部に c-wire の先端をあてて，基節骨末梢側からクロスピンニングを行う（図 11）．この時，PIP 関節の屈曲拘縮を起こさないように，PIP は伸展位としてピンニングすべきである．また，基節骨は指背腱膜に覆われており，末梢側からピンを刺入することで，この伸展機構に干渉しにくいという利点がある．ピンニング手技自体はなかなか口頭では教えにくいものであるが，文章と動画でわかり易く解説したものを参考にされたい[2]．

伸展機構との癒着や早期運動に耐え得る固定性が得られにくい点から ROM 制限が生じやすい．そのためプレート固定が選択される場合もあるが，伸展機構と干渉してしまうことが問題である．

Burkhalter 法や石黒法など MP 90°屈曲位での機能的ギプス固定で良好な結果が数多く報告されているが，このギプス（ナックルキャスト）を巻くのは熟練を要する．受傷直後は腫脹が著しく MP 90°に維持することが困難で，フォローアップ X 線で MP が伸展位となっているものがしばしば見受けられる．もし初心者がこの方法を施行する場合は，いきなりギプス固定せず，まずはフィットキュア®・ナックル（アルケア）（図 12）などを用い

るべきである．

基節骨基部骨折 特に小児例

MP 90°屈曲，手関節最大背屈をさせて，基節骨をイメージに対して平行に保持する．その上で順行性に基節骨基部やや背側から末梢に向けてピンニングを行う．小児では骨端線損傷を伴っており正確な整復が必要である．また，時に屈筋腱が骨折部に引っかかっており整復困難の原因になっていることがある．整復が困難な時は観血的に整復し，腱が整復阻害因子になっていないかを確認する．

骨癒合後も屈筋腱がこの部位で癒着して，可動域制限をきたしている症例がある．腱剝離術の適応であり，専門医に相談すべきである．

中手骨頸部骨折 ファイター骨折

第 5，第 4 中手骨頸部骨折は，第 5，4 CM 関節の可動性があるため，小指・環指の屈曲変形を代償するので，かなりの屈曲変形は許容される．Rockwood 第 9 版には 50°を超える大幅な角度，短縮，または回旋異常のある患者に外科的介入が必要であると述べられており，しばしば外科的に

過剰治療がされているとも記載されている[3]. しかし本邦では, 国民皆保険の恩恵もあり, 医療機関へのアクセスが容易であることから, 手術適応とされる場合が多い. 保存療法の場合, 機能的問題は少ないが, ナックルがなくなるという整容的問題が残る.

第3, 第2中手骨頸部骨折は, CM関節の可動性がなく, 中指, 示指の屈曲変形を代償することができないため, 屈曲変形を残さないよう整復固定する.

第5中手骨頸部骨折は, MP 90°屈曲位として, PIPを母指で押し上げ, 中手骨骨幹部を示指で押さえ込むように骨折を整復し, 中手骨頭中心から1.1 mm c-wireを第4中手骨頭に向けて刺入する. この時, 回旋変形に注意し, 環指・中指も屈曲位とするのがよい. さらにもう1本骨頭からc-wireを刺入し, 中手骨骨折部より近位にも1本c-wireを刺入するとよい.

その他の手術方法としては, MP関節で伸筋腱を縦切し, 中手骨頭を露出させて, 後述する髄内釘固定が簡便である.

中手骨骨幹部骨折

前述したように, 第5, 第4中手骨骨幹部骨折はCM関節が可動性を有するので, 10°以内の角状変形, 3 mm程度の短縮は許容される. 一方, 第3, 第2中手骨骨幹部骨折はCM関節の可動性がないので, 解剖学的整復を目指すことになる.

手術療法はプレート固定が選択されることが多い.

指節骨/中手骨髄内釘固定

髄腔が太い場合はcompression FTやアキュトラックなどのヘッドレススクリューを髄内釘固定として使用することが可能である[4]. 指節骨の横骨折または横骨折に近い斜骨折がよい適応である. 中節骨の場合はDIPを, 基節骨の場合はPIP関節を, 中手骨の場合はMP関節を90°屈曲させて, 側面でやや背側からガイドピンを刺入し髄内釘固定を行う(図13). この方法は, 髄内釘を挿入してから回旋を少し矯正することが可能で, 指交

叉現象(図14)を容易に確認できる利点がある. 切断指再接着時には短時間に骨接合が可能で, なおかつ術後後療法が屈筋腱断裂の早期後療法を適応できるため, 筆者は好んで使用している. 海外では指節骨用の髄内釘が販売されており, 本邦での導入が期待される.

中手骨基部骨折, CM関節脱臼骨折

CM関節に関連した, 中手骨基部骨折は稀であるが, 時に第4あるいは第5 CM関節内骨折の形で経験する. 病歴, 理学所見からCM関節に関連する損傷が疑われた場合, CT撮影は必須である. 壁や人を拳で殴ったなど, fist blow外力が働いた疑いがある場合である. また第4, 5 CM関節脱臼骨折は, 同部位の驚くほどの腫脹を呈する.

第2, 3 CM関節は可動性がなく, 第4, 5 CM関節はそれぞれ15°, 30°の可動性を持ち, 母指-小指の対立運動を可能にしていると同時に, 拳を握る際, この可動性のおかげでmetacarpal descentが起こりpower gripが可能となる. これらの機能の温存のために第4, 5 CM関節の解剖学的整復が必要である[5].

有鈎骨骨折を伴わない場合:第4中手骨基部関節面の整復固定をVariAx Handシステムの裸子を用いて施行し, CM関節の亜脱臼が存在する場合は, 亜脱臼を押さえ込むようにブロックピンを有鈎骨に刺入している. ブロックピンは術後3.5週で抜去しROMexを開始している.

有鈎骨骨折を伴う場合:CM関節面の有鈎骨側関節面の陥没を伴う症例が多くあり, 陥没した関節面を整復し, 骨欠損部に人工骨を移植した上で背側皮質骨を戻し, その上からVariAx Hand Tまたは4穴スクウェアプレートで固定している(図15).

最後に, 本企画の主旨から外れてしまうが, 不幸にして第4, 5 CM関節脱臼骨折の陳旧例となってしまった患者が来院してきた場合, この関節を決して固定すべきでないことを付け加えたい. 前述した通り, この関節は可動性が必要な関節であり, 専門医に相談, 紹介すべきである.

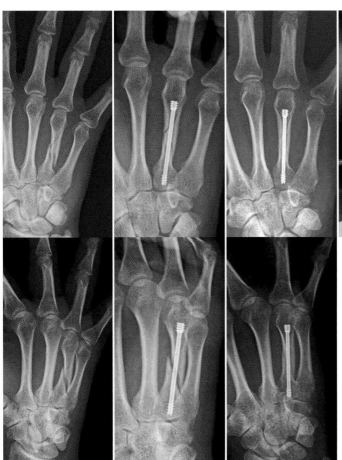

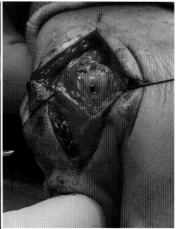

a a a b
① ② ③

図 13.
a：中節骨骨幹部骨折に対して，ヘッド
　レススクリューを髄内釘として用い
　た．（① 術前，② 術直後，③ 術後 3 か
　月）
b：他症例で headless screw が骨頭に
　入ったところ．

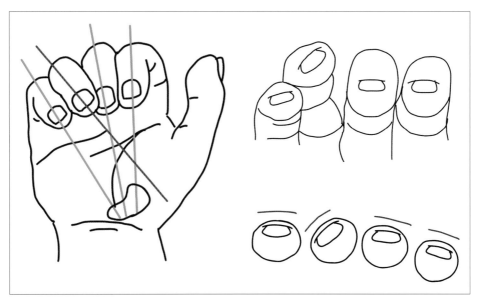

図 14. 指交叉現象
指屈曲位では，すべての指は舟状骨の方向に向く．PIP を屈曲できない時は，右図の
ように爪の方向を目安とする．

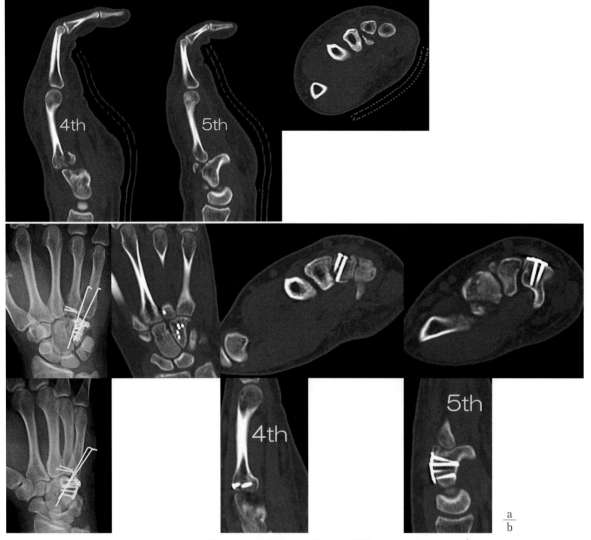

図 15．第 4，5 CM 関節内骨折（Cain 分類 type Ⅰb）

Cain らは第 4，5 CM 関節脱臼骨折を分類している[6]．

 a：術前：第 4 中手骨基部骨折を認め，第 5 CM 関節は有鉤骨背側剝離骨折を伴い，
  若干の亜脱臼を呈していた．
 b：術後：第 4 中手骨基部および有鉤骨の整復は良好である．術後 3 か月で第 4，5 CM
  関節の可動域は良好であり，power grip も可能となった．

参考文献

1) 船越　登ほか：骨損傷を伴わない手指 PIP 関節開
放脱臼の 7 症例．中部整災誌．**42**(4)：845-846,
1999.
2) 加藤直樹：【ここが知りたい！手指ピンニング手
術　コツとポイント】基本的な治療法の確認　母
指を含めた基節骨骨折に対するピンニング手術．
整形外科 Surgical Technique．**6**(4)：400-405,
2016.
3) Tornetta, P., Ⅲ, Ricci, W., et al.：Rockwood and
Green's Fractures in Adults 9th ed. 1748-1751,
Walters Kluwer, 2019
4) del Piñal, F., et al.：Minimally invasive fixation of
fractures of the phalanges and metacarpals with
intramedullary cannulated headless compression
screws. J Hand Surg Am. **40**(4)：692-700, 2015.
5) 林　英輔ほか：第 4.5CM 関節脱臼骨折の 5 例．
日手会誌．**25**(6)：868-871, 2009.
6) Cain, J. E. Jr., et al.：Hamatometacarpal fracture-
dislocation：classification and treatment. J Hand
Surg Am. **12**(5 Pt 1)：762-767, 1987.

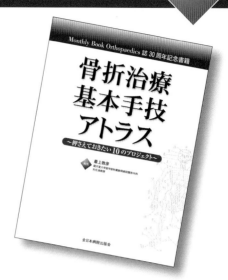
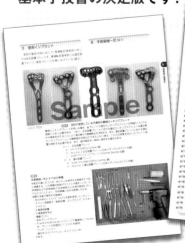
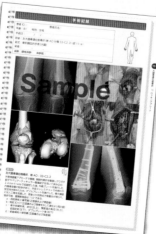

PEPARS No.192：12-22, 2022

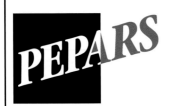

◆特集／＜1 人医長マニュアルシリーズ＞ 手外傷への対応

手関節以遠の靭帯損傷，脱臼骨折

下江　隆司*

Key Words：靭帯損傷(ligament injury)，脱臼骨折(fracture-dislocation)，保存療法(conservative therapy)，手術法 (operative procedure)

Abstract　従来，手関節以遠の靭帯損傷，脱臼骨折の診断は主にストレス撮影を含めた単純 X 線検査で行われてきたが，近年ではエコーも診断に有用なツールとして活用されるようになった．また，手根部ではその構造の複雑さから単純 X 線検査のみでは十分な骨・関節の評価が困難であるため CT 検査が必須である．

　手部では初診時に見落としやすい外傷が数多く存在する．初期対応時には doctor's delay を起こすと治療を困難にし，治療成績が悪化することを肝に銘じておくべきである．特に受傷時の症状が軽微であるものの，放置すると治療が困難となる外傷について診断のポイントを知っておくことが大切である．治療法は大きく保存的治療と手術療法に大別されるが，いずれにも習熟し，適切に使い分けることが要求される．

はじめに

　四肢の各種外傷の中でも，手関節以遠の外傷は特に繊細な診療が求められる．単独指の外傷であっても，その可動域制限が手全体の機能障害の原因となり得る．靭帯損傷，脱臼骨折の診療では，疼痛がなく，安定性と良好な可動域を兼ね備えた機能獲得が治療目標となる．本稿では各関節の靭帯損傷・脱臼骨折について症例を提示しながら解説する．

DIP 関節

　DIP 関節内骨折では骨性槌指の頻度が高い．DIP 関節は開放骨折以外では完全脱臼となることは稀であるが，骨性槌指では亜脱臼を呈することがある．その治療には Kirschner 鋼線を extension

block pin として用いる石黒法[1]が頻用されるが，単一の手技では治療困難な症例が存在し，多くの変法が報告されている．また，亜脱臼位の骨性槌指であっても症例を選べば保存的治療でも良好な成績が得られるとの報告[2]もあり，治療の選択肢として考慮されてよい．

PIP 関節

1．PIP 関節側副靭帯損傷

　スポーツ外傷などで発生し，橈側側副靭帯損傷が多い．ストレス X 線で開大角 20° 以上で手術適応とする報告が一般的であるが，隣接指との buddy taping または副子固定による保存的治療でも良好な成績が得られることも多い．筆者は掌側板の損傷程度なども加味した上で，側副靭帯単独損傷の場合には原則的に保存的治療を選択している．手術適応の指標として側方偏位について注目した文献も見られ，手術適応の判断の一助となる可能性がある[3]．

---

* Takashi SHIMOE，〒641-8510　和歌山市紀三井寺 811-1　和歌山県立医科大学整形外科，講師

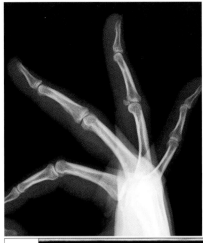

```
a
b  d
c  e
```

図 1.

a：右手指単純X線側面像．中指はPIP関節背側脱臼の徒手整復後．環指PIP関節掌側には剥離骨片を認める．

b：右中指　上段：エコー像．下段：CT矢状断．エコーおよびCTでは単純X線では描出されない掌側板付着部の剥離骨折が見られる．

c：右環指　上段：エコー像．下段：CT矢状断．関節面の1/3を含む中節骨基部骨片を認め，エコーでは関節内血腫を認める．

d：術中写真．掌側からアプローチし，屈筋腱を橈側へ避けて骨片を展開したところ

e：術後単純X線像．φ1.5 mmのmini screwを用いて骨片を固定し，φ1.2 mmの鋼線でPIP関節軽度屈曲位で仮固定を行った．

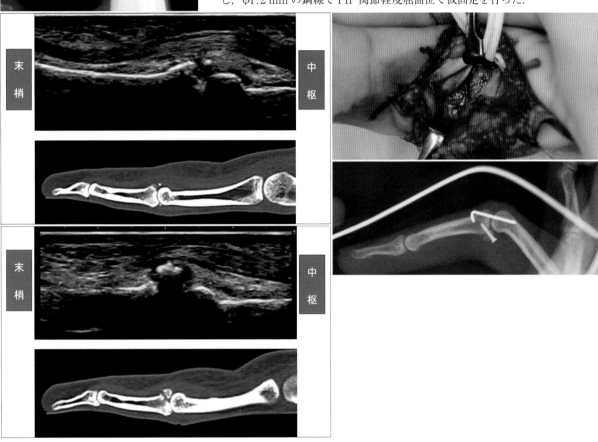

末梢 / 中枢 / 末梢 / 中枢

2．PIP関節脱臼骨折

A．背側脱臼

掌側板付着部の裂離骨折を伴うことがある．骨片が大きい場合には，mini screwなどによる内固定を行う．小骨片のみであれば保存的治療を選択する．提示症例では中指は保存的に，環指は手術を行い，いずれの指も疼痛および可動域制限なく治癒している（図1）．

B．掌側脱臼

背側脱臼より圧倒的に頻度が低いが，一般的に徒手整復が不能な脱臼として知っておく必要がある．基節骨頭が中央索と側索の間に引っかかっており，単に牽引しても解除されない．無理な徒手整復は新たな損傷を引き起こす．観血的整復を視野に入れ，速やかに専門医へコンサルトすることが望ましい．

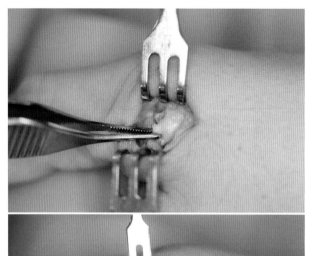
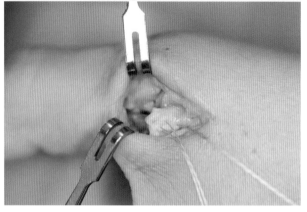

$$\frac{a}{b}$$

図 2.
a：内転筋膜を切離し，尺側側副靱帯の断端を展開したところ
b：基節骨基部にソフトアンカーを挿入し，靱帯断端を縫着した.

MP 関節

1．母指 MP 関節尺側側副靱帯損傷

　Skier's thumb あるいは gamekeeper's thumb と呼ばれ，第1指間で物を把持している際などに母指 MP 関節に強い橈屈ストレスがかかることで発生する．基節骨基部の靱帯付着部で断裂することが多く，裂離骨片を伴うこともある．靱帯断端が内転筋膜を乗り越えて反転されると，Stener lesion と呼ばれ，保存的には整復されない．放置すると MP 関節不安定性と疼痛が残存するため，手術適応である（図2）．Stener lesion の術前画像評価には従来MRIが用いられていたが，近年ではエコー検査の高い感度・特異度が報告されており[4]，是非習得すべき診断法である．

2．MP 関節脱臼

　掌側脱臼は稀で，大部分が背側脱臼である．
　母指背側脱臼では整復可能な症例もあるが，母指掌側脱臼および母指以外の背側脱臼では通常観血的整復を要する．

症例1：母指 MP 関節背側脱臼

　バスケットボールで突き指をして受傷した（図3-a，b）．エコーでは掌側板が関節内に嵌頓していた（図3-c）．手術では掌側板の一部に縦切開を加えることで脱臼の整復が可能となった（図3-d～f）．術後3か月で不安定性，可動域制限および疼痛なく，バスケットボールへ復帰している．

症例2：示指 MP 関節背側脱臼

　単車運転中の交通外傷．初診時外観で示指 MP 関節の掌側に陥凹（dimple）を認める（図4-a）．単純 X 線検査では斜位像で脱臼が明らかだが，正面像，側面像の2方向では脱臼がわかりにくく，捻挫として見落とされることがある（図4-b）．外観で dimple を認めた場合には積極的に脱臼を疑って斜位像を撮影するか，CT 検査を追加する．エコーで関節適合性を評価するのもよい．手術進入

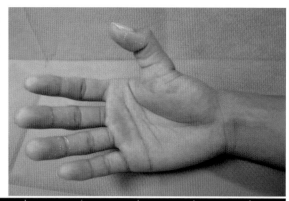
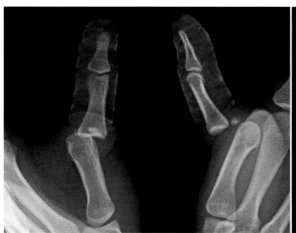
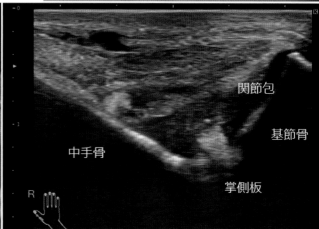
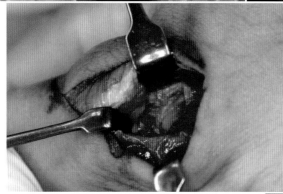
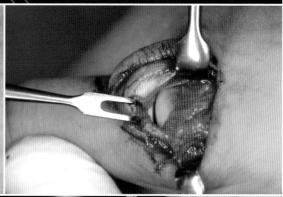
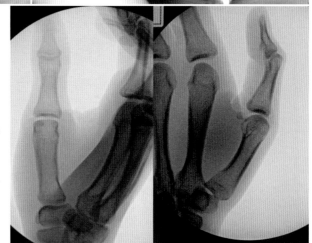

関節包

基節骨

中手骨

掌側板

R

図 3.
症例 1
　a：初診時外観．右母指 MP 関節は過伸展位で，自動屈曲
　　は不可
　b：初診時単純 X 線像．右母指 MP 関節背側脱臼を認める．
　c：初診時エコー．指背側の所見．断裂した掌側板が背側
　　にめくり上がって関節内に嵌頓している．
　d：術中写真．腱帽を橈側で切開し，関節内へと至る．基
　　節骨と中節骨頭の間に掌側板が介在している．
　e：術中写真．脱臼整復後．掌側板の一部に縦切開を加え
　　ることで脱臼の整復が可能となった．関節面の適合は良
　　好である．
　f：脱臼整復後の透視画像．橈尺側ストレス撮影を動的に
　　施行し，側方不安定性がないことを確認して手術終了

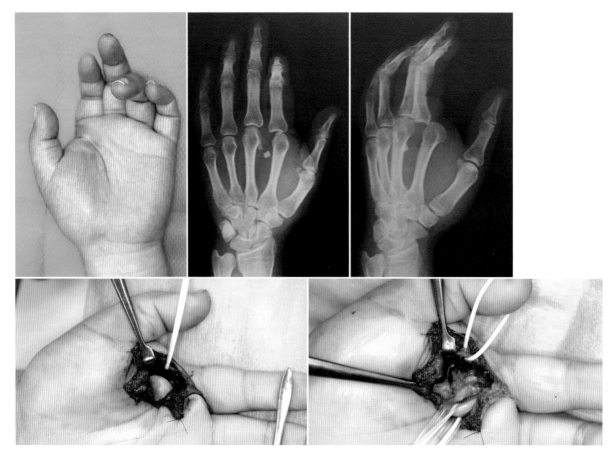

図 4. 症例2 a｜b｜c
d｜e

a：初診時外観．左示指 MP 関節掌側に陥凹（dimple）を認める．

b，c：初診時単純 X 線像（b：正面像．c：斜位像）．正面像では示指 MP 関節の裂隙
　がやや不適合の印象．斜位像では示指 MP 関節背側脱臼が明らかである．

d，e：術中写真．掌側進入．d：整復前．中手骨頭が掌側へ突出している．e：脱臼
　整復後

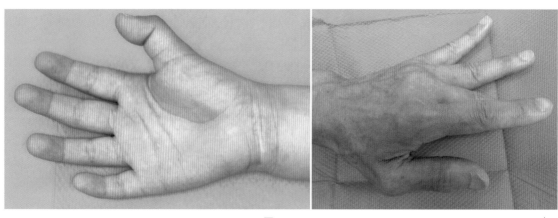

図 5. a｜b

　a：右母指ロッキング（整復前）．5 歳，男児．ドッジボールで受傷した．本症例では徒手
　　整復は不能で観血的整復を要した．

　b：左中指ロッキング（整復前）．69 歳，男性．特に受傷機転なく，MP 関節が軽度屈曲位
　　から自動伸展不可となった．徒手整復（屈曲→橈屈→外旋→伸展）の操作でロッキングは
　　解除された．

16 PEPARS No. 192 2022

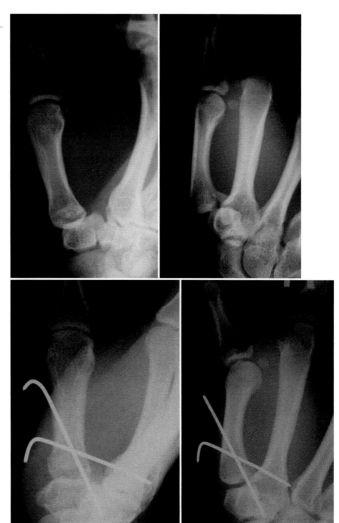

図 6.
Bennett 骨折
　a：第1中手骨基部骨折でCM 関節の
　　脱臼を伴う．
　b：経皮的鋼線固定術後

路は背側進入を常用するという報告[5]もあるが，主に掌側進入を選択するという報告[6]もあり，いずれも選択され得る．筆者は掌側進入を用いており，幸いこれまで整復不能であった症例は経験していない（図4-c）．

3．MP 関節ロッキング

母指とそれ以外では病態が異なり，徒手整復方法も異なる．母指は伸展位でロッキングされる（図5-a）のに対し，示～小指は屈曲位でロッキングされる（図5-b）．いずれも初診時に病態が認識されず，捻挫ということで副子固定のみで経過観察されたり，「とりあえずひっぱってみる」症例が見られる．手の外傷を診療する医師は病態と整復方法を知っておく必要がある．

CM 関節

1．Bennett 骨折

母指 CM 関節内の脱臼骨折である．長母指外転筋腱による牽引力で第1中手骨は背側近位に転位する（図6-a）．そのため保存的には整復位の保持が困難であるため手術適応である（図6-b）．

2．尺側 CM 関節脱臼骨折

第4,5 CM 関節が屈曲位でMP 関節から中手骨長軸に介達された力が有鈎骨に剪断力として働き発生する．すなわち，握り拳での段打が最多の受傷機転で，ハンドルを握ったままのバイク事故でも生じる．逆 Bennett 骨折とも言われる．単純X線検査だけでは見落とす可能性があり，CT で初

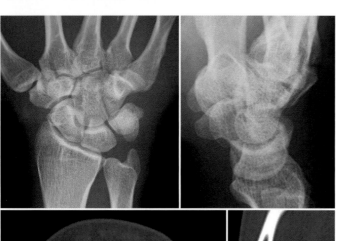
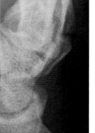
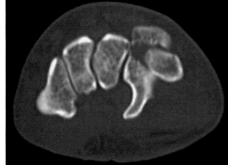
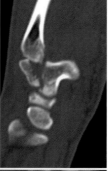
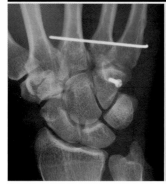
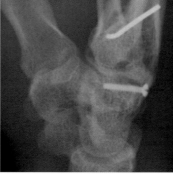

図 7.

a：初診時単純 X 線像．正面像で尺側 CM 関節が不整で，側面像では有鉤骨背側に転位した骨片を認める．

b：術前 CT．有鉤骨に冠状面での骨折を認める．

c：術後単純 X 線像．脱臼を整復し第 3，4，5 中手骨間に鋼線を刺入し整復位を保持した．その後，mini screw で有鉤骨骨片間の内固定を行った．術後の外固定はナックルキャストとした．

めて本外傷が判明する症例もある[7]．初療時には圧痛点を確認し，単純 X 線正面像では CM 関節の不整に注目する（図 7-a）．疑わしい場合には躊躇なく CT 検査を追加する（図 7-b）．保存的に整復位の保持は困難であり，手術適応である．尺側 CM 関節は可動性を有する関節であり，正確な関節面の整復を要する（図 7-c）．

手根骨脱臼骨折

これまで解説してきた外傷の中でも読影に慣れていないと，初療時に最も診断が困難である．入院を要した重度外傷のうち，初療時見逃しの 93％が四肢外傷で，その中でも手関節以遠の外傷が 60％を占めていたとの報告がある[8]．手根部の脱臼骨折は特に診断が遅れることが治療の困難さ，治療成績の不良に直結する外傷が多く，各医療機関の体制に応じた見逃し予防の対策が望まれる．

1．月状骨脱臼・月状骨周囲脱臼

症例 3：胸腹部外傷を伴う高エネルギー外傷

救急外来で初療時に両手の単純 X 線写真が撮影され，左第 5 中手骨骨折と診断されていた．右手月状骨脱臼は，正中神経領域のしびれが増悪したことを契機に後日診断された（図 8-a〜c）．手根部の外傷は外観からも判断がつきにくく，また疼痛と不安定性も目立たないことがある．高エネルギー外傷では常に Gilula arc[9]（図 8-d）を意識して読影を行う．また，舟状骨・月状骨間の不安定性を示唆する Terry-Thomas sign[10] も念頭に置いて

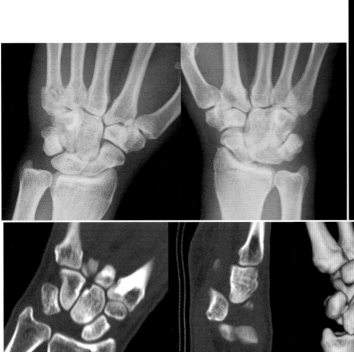
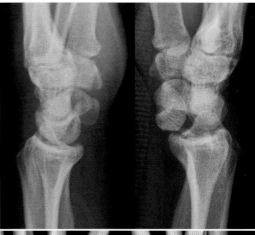
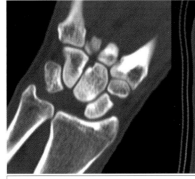
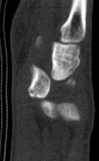
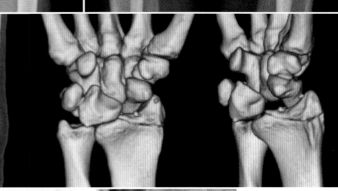
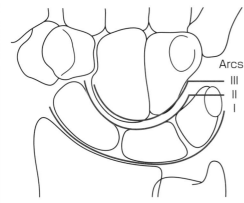
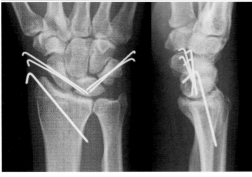
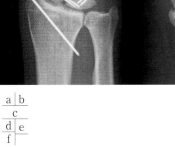
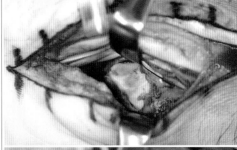
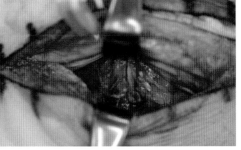

Arcs

III
II
I

a | b
c
d | e
f |

図 8.

a：手関節正面像（左：左側，右：右側）．右側では Gilula arc
　が乱れている．

b：手関節側面像（左：左側，右：右側）．右側では月状骨が掌
　側に逸脱している．

c：CT では右月状骨脱臼が明らかである．

d：Gilula arc

e：術中写真．手関節掌側．手根管を開放し，屈筋腱および正
　中神経を橈側へ避けて手関節掌側を展開．上：月状骨が掌
　側に脱臼している．下：月状骨の整復後

f：術後単純 X 線像．月状骨脱臼を整復後，鋼線 4 本で月状
　骨を抱きかかえるように内固定し，橈骨茎状突起骨折も鋼
　線固定した．

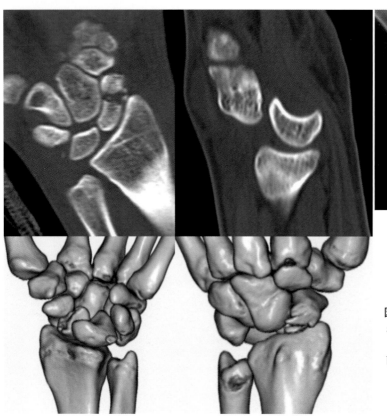
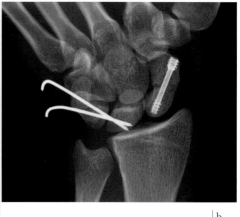

a|b

図 9.
a：初診時CT．経舟状骨月状骨周囲脱臼を
認める．
b：術後単純 X 線像．舟状骨は headless
screw で固定し，月状骨・三角骨間を鋼線
で仮固定した．

おく．本症例では掌側進入で脱臼を整復し，鋼線
4 本で近位手根列を固定した(図 8-f)．術後 1 年で
ベンチプレス 100 kg の挙上が疼痛なく実施可能
である．

症例 4：サッカーの試合中に転倒して地面に手を
ついて受傷
　CT にて経舟状骨月状骨周囲脱臼と診断された
(図 9-a)．手術では舟状骨を headless screw で固
定し，月状骨・三角骨間を鋼線で仮固定した(図
9-b)．術後半年で作業時の疼痛はなく，握力も左
右差を認めない．

2．手根骨長軸脱臼

　症例を提示する(図 10)．手部の高度挫滅を伴う
ような高エネルギー外傷で発生する．開放創，他
の軟部組織を含めた複合組織損傷を伴うことが多
く(表 1)，最終的な治療目標を定め，段階的な手
術加療を要する．本症例では第 1-2, 2-3 中手骨間
離開，有頭骨掌側脱臼を認めていた．初回緊急手
術の際に汚染組織，異物の徹底した除去を行い，
最終的な治療目標，段階的手術の方針を定めた上

で一期的に修復可能な組織はすべて修復した．2
日後に遊離皮弁術，6 週後に母指列の再建を実施
した．経過中に創感染はなく，受傷から 1 年経過
時，疼痛なくピンチ作業などが可能となっている．

おわりに

　手関節以遠の代表的な靭帯損傷と脱臼骨折，特
に初療時に見落とされやすい外傷について症例を
提示し，その診断のポイントおよびピットフォー
ル，また治療法について解説した．治療法は手術
のみに偏るのではなく，有効な保存療法の存在を
知り，習熟することが重要である．本稿では誌面
の都合で詳述しなかったが，手術以上に保存的治
療，また後療法に多くのコツがあることも付記し
ておきたい．

参考文献

1) 石黒　隆ほか：骨片を伴った mallet finger に対す
る closed reduction の新法．日手会誌．**5**：444-
447．1988．

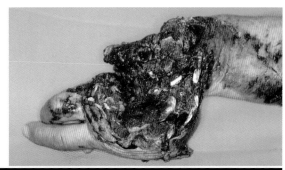

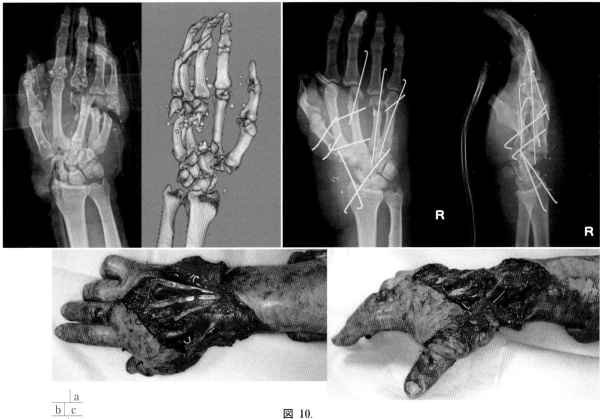

	a	
b	c	
	d	

図 10.

a：初診時外観．左手部に高度挫滅損傷を認める．

b：初診時画像検査．多発骨折および創内に大量の異物迷入を認める．

c：初回術後単純 X 線像．損傷組織を判定，異物を除去し，脱臼・骨折部を鋼線固定した．

d：初回術後外観．汚染された軟部組織は debridement した後，縫合可能な腱は一期的に縫合した．

表 1. 損傷評価表

	損　傷	処　置
皮膚	手背，特に橈側で欠損 前腕裂創・挫創	二期的に遊離皮弁を予定
骨・関節	大菱形骨・小菱形骨・舟状骨骨折＆欠損，第 3, 4, 5 中手骨骨折，有頭骨掌側脱臼，第 1-2, 2-3 中手骨間離開 尺骨近位損傷（皮質の欠損）	初回手術で整復し鋼線固定 橈側の手根骨欠損は 3 回目の手術で骨移植を予定
筋腱	屈筋腱　損傷なし 伸筋腱は ECRB のみ断裂なし それ以外すべて断裂(APL, EPB, ECRL, EPL, EDC(Ⅱ, Ⅲ, Ⅳ, Ⅴ)EIP, EDM 断裂)	APL，EPB，ECRL，ECU 放置 EPL Pulvertaft 縫合 EDC(Ⅱ, Ⅳ)3-0 津下ループ針で端々縫合，EDC (Ⅲ, Ⅴ)は Kessler 法で端々縫合
神経	MN, UN 手掌側の損傷なし	なし
血管	橈骨動脈断裂	初回放置，後日皮弁の栄養血管に利用

2）内田　亘ほか：骨性槌指に対する保存治療の検討．日手会誌．**36**：484-486, 2020.
  Summary　骨性槌指に対する保存治療の選択基準および治療成績について筆者の経験が詳述されている．

3）山中清孝, 樋口貴之：PIP 関節側副靭帯損傷のストレスX線検査における側方偏位の重要性．日手会誌．**34**：114-116, 2017.

4）Zahi, Q., et al.：Diagnostic accuracy of ultrasound and magnetic resonance imaging in detecting Stener lesions of the thumb：systematic review and meta-analysis. J Hand Surg Eur. **46**：946-953, 2021.
  Summary　メタアナリシスの報告で, エコーによる Stener lesion の診断は感度 95%, 特異度 94%であり, 第 1 選択の imaging modality である．

5）津下健哉：MP 関節の背側脱臼．手の外科の実際（改訂第 7 版）. pp165-168, 南江堂, 2011.

6）北野岳史ほか：手指 MP 関節背側脱臼の治療成績．日手会誌．**22**：68-71, 2005.

7）田崎憲一ほか：有鈎骨骨折を伴う尺側 CM 関節損傷．日手会誌．**12**：129-133, 1995.

8）神田倫秀ほか：整形外傷医が行う Trauma Tertiary Survey は見落とし外傷を減らす．骨折．**44**：512-515, 2022.
  Summary　入院を要した重症外傷における見落とし外傷で最も頻度が高いのは手関節以遠の外傷である．

9）Gilula, L. A., et al.：Carpal injuries：Analytic approach and case exercises. AJR Am J Roentgenol. **133**：503-517, 1979.

10）Frankel, V. H.：Terry-Thomas sign. Clin Orthop. **135**：311-312, 1978.

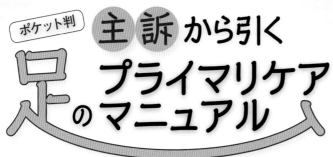
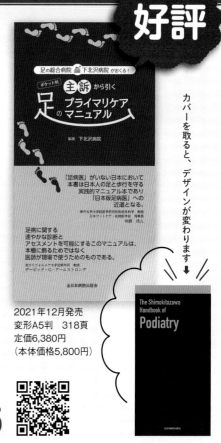
CONTENTS

全日本病院出版会
www.zenniti.com
〒113-0033 東京都文京区本郷 3-16-4　Tel：03-5689-5989
Fax：03-5689-8030

PEPARS　No.192：24-31，2022

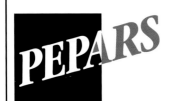

切断損傷：手指皮弁

楠原　廣久*

Key Words：手指切断(finger amputation)，皮弁(flap)，断端形成(stump plasty)，前進皮弁(advancement flap)，斜三角皮弁(oblique triangular flap)

Abstract　　切断指がなく骨露出を認める場合や，再接着をしても機能的，整容的に邪魔な指となる可能性が高い場合，社会的背景などで患者が断端形成を求めた場合，断端形成術の適応となる.
　断端形成では骨断端を軟組織で被覆することは重要であるが，安易に骨を短縮すべきでない. 特に指尖部切断では鈎爪変形をきたす可能性があり，可能な限り皮弁を用いて指長を温存すべきである. 指切断を治療するにあたり，① 手の解剖・機能に習熟していること，② マイクロサージャリー手技および血管操作が可能であること，③ 皮弁に精通していることが必須である. よって，切断指がある場合は再接着のできる専門施設へ速やかに救急搬送すべきであるが，切断指がない場合でも安易に断端形成をせず，専門医に紹介すべきである. ここでは，我々が行っている断端形成によく用いる皮弁の概略ついて述べる.

はじめに

　手指の切断損傷を診察する上で重要なことは，使える指として治すことが最優先である. そして，安易に断端形成をして指を短くしないことが重要である. 特に指尖，末節部においては，hook nail とならないよう，土台となる末節骨を短くしないように心掛けなければならない.

　手指は整容性や社会性も求められ，特に中指や小指が短くなったりすると，その手は隠しがちとなり，なかなか使用してくれない. また治療期間が長くなると，握力低下など患指以外にも影響を及ぼすため，患者の年齢や背景，要望を加味し治療方針を決定する必要がある.

　しかし，当然これらの患者は救急で受診することがほとんどであるため，治療選択は急を要し，患者も急な選択を余儀なくされる. そのため，医療側は少なくともすぐに治療の選択肢を提示し，最適の治療を提供する必要がある.

　手指切断損傷において問題となるのは，断端の骨露出である. 手指を使用するためには骨断端を軟組織で被覆する必要がある. そのため，単純な断端形成としてそのまま閉創するには，骨をかなり短くする必要があり慎重に行うべきである. できるだけ骨を残し，指長を温存するには，皮弁が必要不可欠である.

　本稿は「手外科を専門としない先生が診療する」ことを想定されているが，皮弁挙上は，手指の解剖を熟知し，血管，神経などマイクロサージャリー手技が可能でないと難しく危険である. またルーペやマイクロサージャリー用の器具も不可欠である. しかし，手外科が専門でない1人医長であっても，マイクロサージャリーのできる形成外科医なら十分執刀可能である.

* Hirohisa KUSUHARA，〒589-0014　大阪狭山市大野東 377-2　近畿大学医学部形成外科，講師

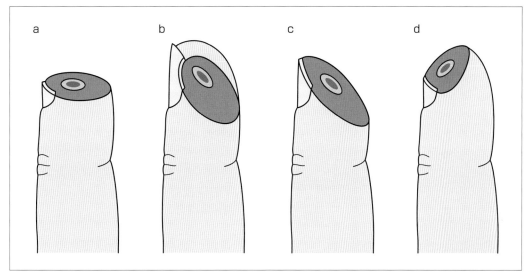

図 1. Atasoy の切断方向の分類
a：Transverse（横切断）　　　　b：Oblique lateral（斜切断）
c：Oblique volar（掌側斜切断）　d：Oblique dorsal（背側斜切断）

診 断

• RSVP を確認する

R：Roentgen（X 線検査）. 断端以外に骨折がない
　　かを確認する.

S：Sensory（知覚）. 知覚障害, 神経損傷がない
　　かを確認する.

V：Vascularity（血行）. 色調, 出血, 毛細環流,
　　組織膨満感, 皮膚温から血行を確認する.

P：Posture（肢位）. 骨折, 脱臼, 靭帯・腱損傷の
　　有無を確認する.

• 切断形態を分類する

　山野の分類（clean-cut, crush, avulsion）,
Atasoy の切断方向の分類（図 1）など

初期対応として必ず行うべきこと

　「診断」以外にすべき初期対応として, まず, 切
断指, 組織片が本当にないのかを確認する. 作業
時の軍手から出てくることはよくあるので, 必ず
確認する.

　問診時に患者背景を知り, 患者や家族の要望を
聞くことが重要である. その上で, 治療の選択肢
を提示し, その場で断端形成をするのか, 皮弁で
の再建を行うのかを選択決定する必要がある.

　その場で治療の判断が難しい症例では, 一旦,
局所麻酔下に断端を洗浄, 止血後, 人工真皮で被
覆し, 後日, 治療方針を決定することも可能であ
る. しかし, 外傷において初療が最も重要であり,
悩む場合は速やかに専門施設へ紹介すべきである.

専門医に送るべき疾患・症状, 送るタイミング

　切断指がある切断症例や, 患指の挫滅が強く,
血行障害, 神経損傷, 骨折, 関節損傷が疑われる
切断症例は, すぐに再接着術が可能な施設へ送る
必要がある. 特に血行障害, 血管損傷が疑われる
場合は, 早急に転送すべきである. また, wrap-
around flap や足趾移植での再建まで望む患者も,
処置は最小限にし, 専門の施設へ送るべきである.

治 療

1. 骨露出がない場合

　断端は,

① そのまま保存的治療で上皮化させるか

② 人工真皮で被覆するか

③ 植皮するか

を考える. 恵皮部は内顆下部や土踏まず, 小指球
などが望ましい. 爪床部へは植皮せず, 人工真皮
か爪床移植がよい.

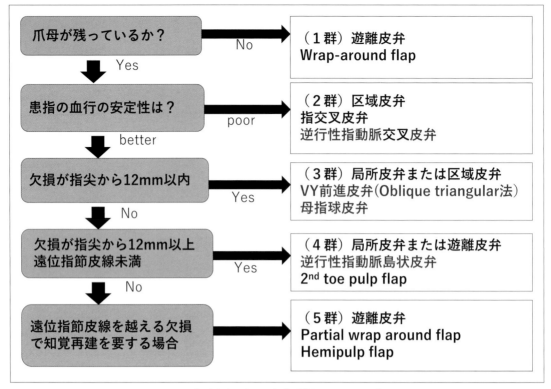

爪母が残っているか？	No →	（1群）遊離皮弁 Wrap-around flap
患指の血行の安定性は？	poor →	（2群）区域皮弁 指交叉皮弁 逆行性指動脈交叉皮弁
欠損が指尖から12mm以内	Yes →	（3群）局所皮弁または区域皮弁 VY前進皮弁（Oblique triangular法） 母指球皮弁
欠損が指尖から12mm以上 遠位指節皮線未満	Yes →	（4群）局所皮弁または遊離皮弁 逆行性指動脈島状皮弁 2nd toe pulp flap
遠位指節皮線を越える欠損 で知覚再建を要する場合	→	（5群）遊離皮弁 Partial wrap around flap Hemipulp flap

図 2. 指尖部切断での皮弁選択のアルゴリズム

2．骨露出がある場合

指長を保つために骨処理を最小限に留め，軟組織で被覆する．指尖部切断については再建方法をアルゴリズム（図2）で示す．特に爪が残っている場合は，爪を温存し再建すべきである．

A．切断損傷で使用する皮弁

①指交叉皮弁[1)2)]（図3），②手掌（母指球）皮弁[1)3)]（図3），③VY前進皮弁（Tranquilli-Leali法[1)4)]（図4），Kutler法[1)5)]（図5），母指に対するRussel，Bang法[1)7)]（図6）など），Oblique triangular法[1)6)]（図7，8），④逆行性指動脈島状皮弁[1)8)]（図9）などが挙げられる．

①指交叉皮弁と②手掌皮弁は区域・遷延皮弁で，2週間以上の固定後，二期的に切離する必要があり，またドナーに植皮を必要とする．②は指腹の再建に有用であるが，①は指背側の皮膚が指腹側へ移植されるので肌理が異なり，指背部に植皮痕を残すため，我々は現在，ほとんど行うことがない．また，③VY前進皮弁は最もよく使用する皮弁である．しかし Tranquilli-Leali 法や Kut-

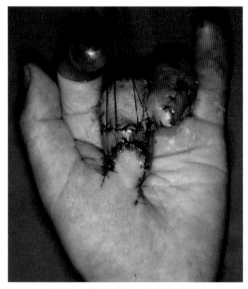

図 3. 指交叉皮弁と手掌皮弁
左環指指腹を左中指背側からの指交叉皮弁で被覆し，中指指尖部を手掌皮弁で被覆した症例

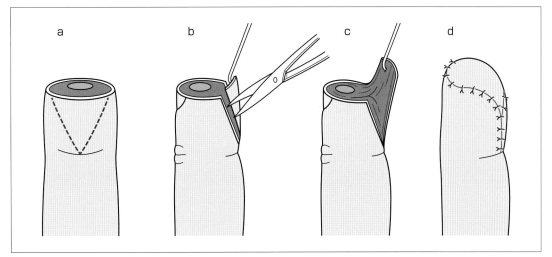

図 4. Tranquilli-Leali 法

a：皮弁のデザイン　　　　　　　　b：剝離は長軸方向に行う.
c：皮弁を末梢方向へ牽引する.　　d：手術終了

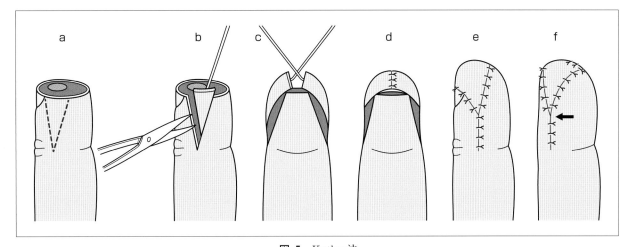

図 5. Kutler 法

a：皮弁をデザイン　　　　　　　　b：皮弁を牽引しながら剝離を行う.
c：両側より皮弁を寄せる.　　　　d：まず皮弁同士を縫合する.
e：皮弁を爪甲にも縫合する.　　　f：3 点縫合部（矢印）では創がやや開いてもよい.

a｜b

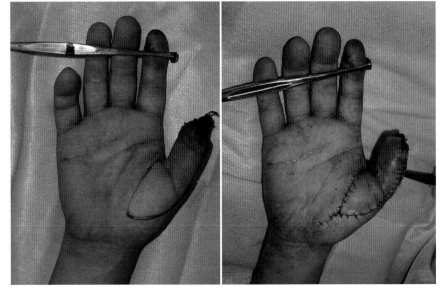

図 6.
Russel, Bang 法（神経血管柄島
状掌側前進皮弁）

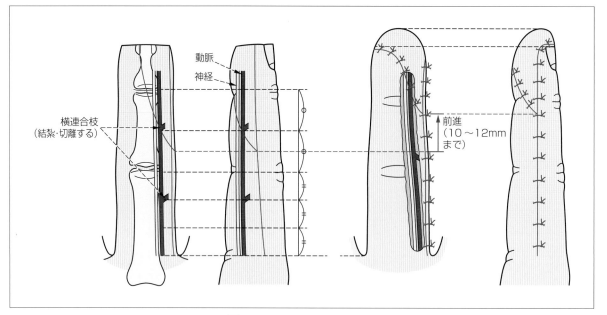

図 7. Oblique triangular flap
指動脈の中節部の中央，基節部の遠位 1/3 のレベルに横連合枝が存在し，皮弁挙上の際は結紮切離する．皮弁の前進は神経症状を起こさないよう 10～12 mm までにとどめる．

ler 法は，皮弁の前進距離が少なく適応例が限られる．④逆行性指動脈島状皮弁は血管神経束から神経を剥離する必要があり，うっ血しやすく難しい皮弁である．我々は隣接指からの交叉皮弁[9]（図9）として使用することの方が多く，適応が限られている．

　Atasoy の切断方向の分類で，ⓐ transverse やⓓ oblique dorsal の場合はいずれの VY 前進皮弁も有用であるが，ⓒ oblique volar やⓑ oblique lateral の場合は，局所皮弁なら Oblique triangular 法や手掌皮弁，断面積が広いものには逆行性指動脈島状皮弁が適応となる．爪床部には必要に応じて爪床移植（もしくは人工真皮）を追加する．

　今回，Oblique triangular flap と逆行性指動脈島状（交叉）皮弁について述べる．

　指ターニケットやネラトンカテーテルでの駆血では困難なことが多く，皮弁の栄養血管を損傷する可能性もあり，伝達麻酔か全身麻酔下，ターニケットを使用すべきである．

1）Oblique triangular flap[6]（図 7，8）
①切断端の形状や working surface を配慮し，尺側もしくは橈側に皮弁を設定する．

②側正中線で切開し，Cleland 靱帯を割って神経血管束を同定する．

③血管に注意しながら皮弁を切開し，皮弁を末梢から paratenon 上で挙上する．その際，皮弁裏面の神経血管束を確認しながら，中枢方向へ皮弁を切離，挙上していく．

④血管神経束周囲の結合織をできる限り血管に付けて，指基部まで十分剥離する．その際，指動脈の横連合枝を結紮切離する．

⑤皮弁を V-Y に前進させ縫着，閉創する．皮弁基部は無理に閉創すると血管が締まりうっ血をきたすことがあるので，人工真皮で対応する．

＜ココだけは注意！＞

•Oblique triangular flap では指基部まで切開し，動脈周囲の結合織を付けながら神経血管束を長く剥離することで，皮弁の前進不足や緊張による血行障害を予防する．PIP 関節を屈曲させることでも緊張を緩和できるが，屈曲拘縮の原因となるため，術後 5 日目には伸展させる．

　皮弁の前進は，神経に配慮し 10～12 mm までに

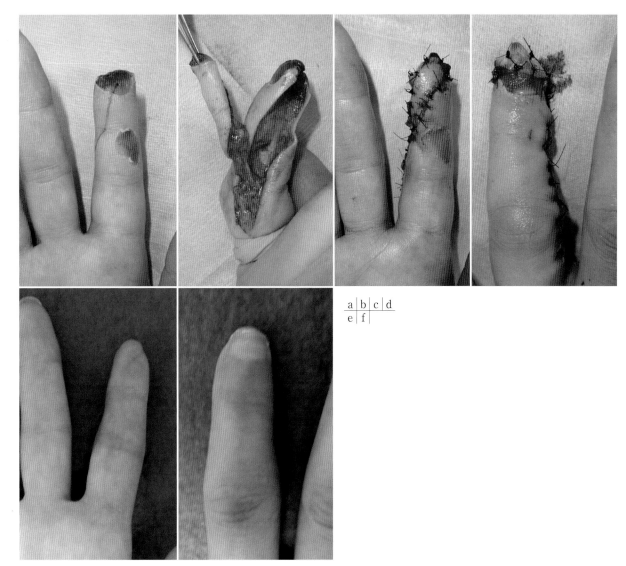

図 8. Oblique triangular flap

a：尺側に皮弁を設定した.

b：側正中線で切開し，Cleland 靭帯を割って神経血管束を同定する．皮弁裏面の神経血管束を確認しながら，皮弁を末梢から paratenon 上で挙上する．血管神経束周囲の結合織をできる限り血管に付けて，指基部まで十分剝離した.

c：皮弁を V-Y に前進させ縫着，閉創した.

d：爪床部は人工真皮で被覆した.

e，f：術後 3 か月初見．皮弁は生着し，指長も保たれた．関節拘縮もなく，爪の形態も良好であった.

とどめる．一般に指動脈皮弁には可視できる静脈が存在せず，動脈を剝離しすぎると皮弁のうっ血や部分壊死をきたす.

2）逆行性指動脈島状（交叉）皮弁[8)9)]（図 9）

皮弁は基節部側面にデザインする．交叉皮弁とする場合は，隣接指に皮膚茎を付けてしゃもじ型にデザインするとうっ血も回避できる.

中節部側面中央（横連合枝部）を pivot として皮弁を挙上する.

皮弁の掌側縁から切開し，Grayson 靭帯を切離し，神経血管束を同定する.

次に背側縁を切開し，腱帽上で皮弁挙上し，指

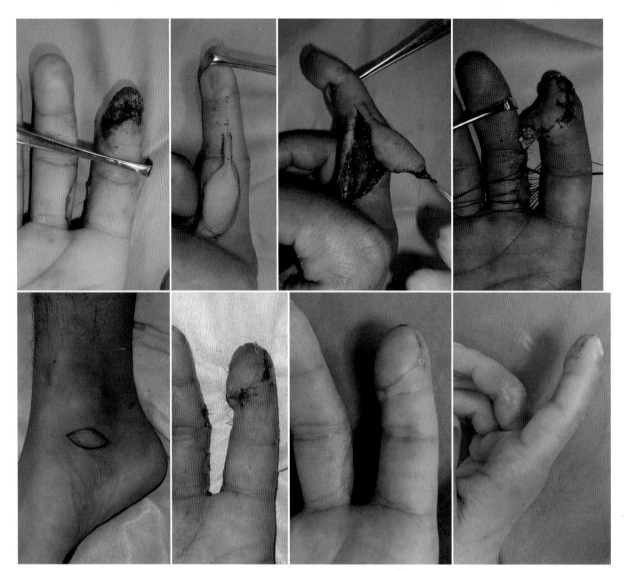

図 9. 逆行性指動脈島状(交叉)皮弁[8)9)]

<table>
<tr><td>a</td><td>b</td><td>c</td><td>d</td></tr>
<tr><td>e</td><td>f</td><td>g</td><td>h</td></tr>
</table>

a：31歳, 男性. 右中指末節骨開放骨折後壊疽による指腹部の皮膚欠損創
b：皮弁は隣接指の基節部側面に皮膚茎を付けてデザインした.
c, d：中節部側面中央を pivot として皮弁を挙上し, 患指に縫着した.
e：皮弁採取部は, 内顆下部より採皮し, 植皮した.
f：皮弁は, 術後2週間で切離した.
g, h：術後1か月所見. 皮弁は生着している. 植皮部は色素沈着なく, 質感もよい.

神経背側枝を同定し切離する.

　皮弁の神経血管束から指神経を剝離し温存する. その際, 指動脈を剝離しすぎない.

　指動脈を基部で切離し, 皮弁を中枢から末梢へ pivot point である中節部の横連合枝まで剝離挙上する. 基節部の横連合枝は切離する. 交叉皮弁の場合は末節部の遠位動脈弓を pivot とすることも可能である.

皮弁を縫着し, 皮弁採取部は内顆下部より採皮し, 植皮する.

　交叉皮弁の場合, 術後2週間で切離する.

参考文献

1) 児島忠雄：手の皮弁手術の実際. 克誠堂出版, 1999.
2) Cronin, T.D.：The cross finger flap；a new

method of repair. Am Surg. **17**(5)：419-425, 1951.

3）Dellon, A. L.：The proximal inset thenar flap for finger reconstruction. Plast Reconstr Surg. **72**：698-702, 1983.

4）Foucher, G.：Fingertip and nailbed injuries. 53-61, Churchill Livingstone, Edinburgh, London, Melbourne, New York, Tokyo, 1991.

5）Kutler, W.：A method for repair of finger amputation. Ohio State Med J Am Med Ass. **87**：1479, 1926.

6）Venkataswami, R., Subramanian, N.：Oblique triangular flap；a new method of repair for oblique amputations of fingertip and thumb. Plast Reconstr Surg. **66**：296-300, 1980.

7）Bang, H., et al.：Palmar advancement flap with V-Y closure for thumb tip injuries. J Hand Surg. **17A**：933-934, 1992.

8）Kojima, T., et al.：Reverse vascular pedicle digital island flap. Br J Plast Surg. **43**：290-295, 1990.

9）Nuzumlali, M. E., et al.：The versatile reverse-flow digital artery cross-finger flap. Tech Hand Up Extrem Surg. **11**(4)：259-261, 2007.

PEPARS

2022 年 3 月発行　B5 判　198 頁
定価 5,720 円（本体価格 5,200 円＋税）

No.183　2022 年 3 月増大号

乳房再建マニュアル

―根治性，整容性，安全性に必要な治療戦略―

編集／佐武利彦　富山大学特命教授

基礎知識から、SBI、自家組織、脂肪注入による乳房再建など、乳房再建の基礎から最新までを網羅！まずはこの 1 冊で間違いなし！

さらに詳しい情報と
各論文のキーポイントは
こちら！

I. 基礎編

- 乳房再建で知っておきたい乳房の解剖
- 乳房再建に必要な乳がん治療アップデート
- 放射線照射と乳房再建
- HBOC 患者の乳がん治療と乳房再建
- 人工物再建後の BIA-ALCL・Breast Implant Illness の現状と対策
- 個々の患者に最適な乳房再建を選択するための shared decision making
- BREAST-Q を用いた乳房再建の治療アウトカム
- 乳房再建の整容性をはじめとした術後アウトカム評価

II. 実践編

- スムースラウンド型インプラントを用いた乳房再建術の knack and pitfalls
- 乳房インプラントによる乳房再建―乳房インプラントの選択と手技から自家組織との併用まで―
- 乳腺外科医によるオンコプラスティックサージャリー
- Multi-perforator DIEP flap
  ―よくわかる血管解剖と安全な挙上法―
- DIEP flap を用いた美しい乳房再建
- 遊離腹部皮弁と血管柄付き鼠径リンパ節移植
- 知覚神経付き遊離皮弁による乳房再建
- 採取部の術後整容性も重視した遊離皮弁による乳房再建
- 広背筋皮弁と脂肪注入を併用した乳房再建
- 手術支援ロボット da Vinci を用いた乳房切除術と乳房再建術の現状
- 脂肪移植による乳房再建
- 放射線診断における乳癌と脂肪注入後合併症の鑑別
- 乳頭乳輪の再建
- 下着の着用を重視したシリコーンブレストインプラントによる乳房再建

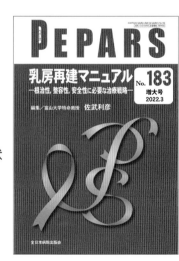

全日本病院出版会　〒113-0033　東京都文京区本郷 3-16-4　Tel：03-5689-5989
http://www.zenniti.com　Fax：03-5689-8030

PEPARS　No.192：33-41, 2022

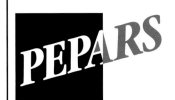

◆特集／＜1 人医長マニュアルシリーズ＞手外傷への対応

切断損傷：再接着術

荒田　順*

Key Words：切断指（amputated digit），再接着（replantation），マイクロサージャリー（microsurgery），末節切断（fingertip amputation），手外科（hand surgery）

Abstract　　切断外傷の中でも指の切断が最も多い．1 人医長として赴任する場合，技術面，設備面，人員面などの様々な理由により対応できない場合，他施設に搬送することになるが，その際の初期対応は非常に重要である．切断指の初期対応として最も重要なことは，切断指を乾燥しないよう冷却して適切に保存することと，切断部の止血目的に行う結紮や焼灼操作による血管の損傷を避けることである．コンサルトする際に必要な報告事項として，性別，年齢，既往歴など一般的な報告内容とは別に，切断レベル（玉井の Zone 分類と石川の Subzone 分類），損傷程度（鋭的切断，局所挫滅，広範囲挫滅，引き抜き切断），再接着術を希望しているか否かなどの報告をするとよい．再接着では血行再建による再接着術が理想的であるが，Subzone Ⅱ より末梢の切断では graft on flap や Brent 法なども選択可能であり，手技も容易で手術時間も 1 時間程度であるため，習得しておくと自施設でも対応できる．血行再建による再接着術を行うには，骨接合法，腱縫合法と微小血管吻合法を習得しておく必要があり，さらにハード面で手術用顕微鏡も準備する必要がある．

はじめに

　指の切断外傷は形成外科診療において遭遇する機会が比較的多い外傷である．1 人医長として赴任している場合，技術面，設備面，人員面などの様々な理由により対応できない場合も多い．その際，他院へ搬送することになるが，初期対応としていくつかの注意点がある．どのように初期対応するかを中心にまとめたので，参考になれば幸いである．

切断指の治療依頼があった場合の
初期対応について

1．来院まで
A．切断組織の確保

　切断された組織が受傷現場に残された状態で来院することがあるため，治療要請があった時点で切断組織を持参するよう伝える．

B．搬送方法

　切断組織を冷却して持参させるのがよいが，水や氷に直接つけないように必ず指示する．筆者の経験でも切断指が水道水に浸かっていたり，直接氷の中に入れられ半ば凍結状態で持参された例を経験しているため，連絡があった時点で搬送方法を指示する．その場に適したものがなければ，短時間であればそのまま持参させてもよい．

*　Jun ARATA, 〒520-2192　大津市瀬田月輪町
　滋賀医科大学医学部附属病院形成外科，病院教
　授

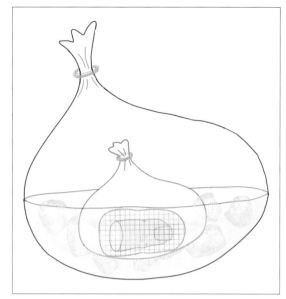

図 1. 切断指の搬送時保存法
切断指を生理食塩水ガーゼでくるむ→ビニール袋に入れて密閉する→氷水で
冷却する.
注意点：組織を直接水につけない，直接氷で冷やさない.

2．来院後

A．切断された組織の取り扱い

病院に到着してからは組織が乾燥しない程度に硬く絞った生理食塩水ガーゼで組織を包み，4℃程度の保冷庫で保存する．注意点としては水道水に直接つけない，氷との直接の接触を避ける，乾燥させないことである.

組織が草や米，土壌により汚染されている場合は，生理食塩水による洗浄を行う．創部の消毒やブラッシングは組織を障害する可能性があるため行わず洗浄のみにとどめておく.

他院に搬送する場合は生理食塩水ガーゼにくるんだ組織をビニール袋に入れできる限り脱気し，密閉した状態で，氷水にて冷却し搬送する(図1).

B．止血処置

通常搬送された時点では抗凝固薬の内服などによる凝固系の異常がない限り，自然に止血していることが多いが，出血が続く場合は，挙上と圧迫止血にて対応する．通常，指の切断において，結紮や焼灼による止血が必要になることはない．抗凝固薬内服などでどうしても止まらない場合は止血帯を考慮するが，長時間はできないため，その時点で紹介先にコンサルトする.

また，受傷直後の処置や診察は痛みと緊張から生じる迷走神経反射による転倒などのトラブルを防止するため，必ずベッドに臥床させて行うようにする.

C．施行すべき検査

血液検査およびX線撮影(正面と側面像)を行う．X線撮影では切断された組織も一緒に撮影するよう指示する(図2).

D．受傷状況の確認

切断レベル，損傷程度の把握およびヒートプレスのような熱損傷を伴っていないか，切断以外の外傷がないかの確認を行う．切断外傷にしか目がいかず，他部位の骨折や腱断裂を見逃さないようにする.

E．その他

既往歴の聴取，内服薬の確認

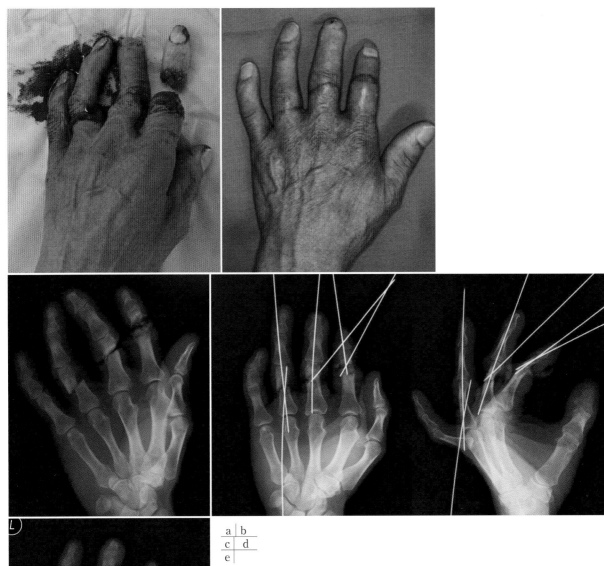

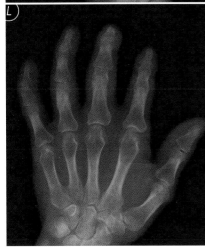

図 2.

a：左示指完全切断，中指・環指開放性骨折

b：術後 1 年

c：受傷時 X 線．切断された示指も一緒に撮影

d：骨の整復，固定直後 X 線像

e：術後 1 年時の X 線像．十分な骨癒合が得られている．

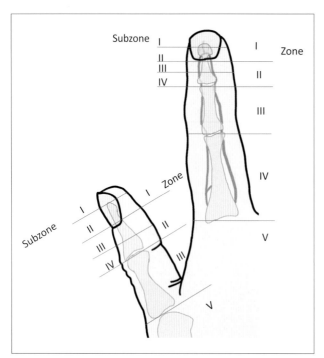

図 3.
切断レベル分類
Zone：玉井分類
Subzone：石川分類

切断指の診断

1．切断レベル分類

切断指の区分分類には玉井分類[1]と石川分類が広く用いられている(図3)．玉井分類は指では基節部から末節までの切断レベルに用いられ，切断レベルにより解剖学的な相違があり，機能的予後の予測にも役立つ．玉井分類の Zone Ⅱ より遠位は末節切断と呼ばれるが，末節切断については石川の Subzone 分類が用いられることが多い．石川の Subzone 分類は解剖学的な血管の走行をもとに詳細に区分されており，さらにそれぞれの区分における血行再建法の指針も記されている[2]．中節部や基節部では，指動脈は掌側の橈尺側に1本ずつ，静脈は背側皮下に十分に吻合可能なものが存在するが，末節部は，中央付近で arch を形成し動脈は末節内で変化する．

2．損傷状態

損傷状態は4つに分けられる．重症度の低い方から裁断機などによる鋭的切断(clean cut)，電動鋸などによる局所挫滅(local crush)，扉にはさむなど切断組織のほとんどに圧挫が加わる広範囲挫滅(extensive crush)，巻き込みなどによる引きち

ぎり切断(avulsion)である．損傷が重度なほど，生着率は悪くなる[3]．損傷状態を把握しておくことは，血管の損傷程度の予測に役立つ．損傷が軽度にも関わらず，動脈の拍出が悪い場合はスパズムを強く疑うが，損傷が重度で拍出が悪い場合は広範囲な動脈の損傷を強く疑う．

他施設に紹介するか否か

再接着術が可能な施設に搬送しても，患者が再接着術を希望しないこともある．高齢者や自営業の人は早期社会復帰を求めて断端形成術を希望されることも少なくない．そのため，本人に再接着術の希望があるかを確認する．骨接合を要する例では，骨癒合までのおよそ3か月間，手作業を伴う労働は困難となり，その間労働に従事できないことも多い．受傷直後は患者本人も気が動転し，正確な判断ができないことも多いので，できる限り家族と一緒に検討してもらう方がよい．

再接着術を希望された場合，玉井分類Zone Ⅱ，Ⅲ，Ⅳでは，マイクロサージャリーを用いた血行再建による再接着術が必要である．切断組織の挫滅がかなり強い場合には，適応にならないこともあるが，状況によっては再接着により指の長さをある

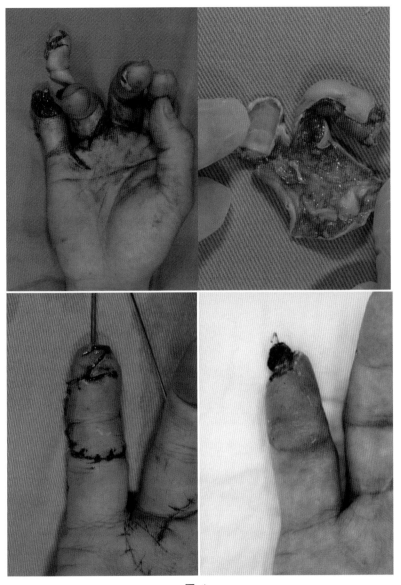

図 4.

a：右小指 Zone Ⅲ　広範囲挫滅
b：再接着術直後（動脈 2 本，静脈 2 本吻合）
c：末梢が部分壊死するも指の長さを保持することはできた（壊死部は後日切除した）.

程度保つことができる場合もある（図 4）．その判断には経験を要する．また，石川分類 Subzone Ⅱ では，血行再建による再接着術が理想的であるが，graft on flap[4]，Brent 法[5]のような血行再建を要しない方法も再接着手技として選択可能である．筆者は血行再建による再接着術を行う方が術後の萎縮が少なく，整容面や術後疼痛が少ない点で有利と考えるが，graft on flap は日帰り手術が可能なため，早期社会復帰ができるというメリットがある．Subzone Ⅰ での切断では，composite graft や局所皮弁での閉鎖も選択肢に入る．いずれの場合においても，患者の希望と，自身の技量や業務の状況に応じて，専門医に送るべきかを検討することとなる．

　Graft on flap，Brent 法などは比較的容易で手術時間も 1 時間程度の手技であるため，それら手技を習得されることをお勧めする．手技の容易さから composite graft が安易に用いられる傾向にあ

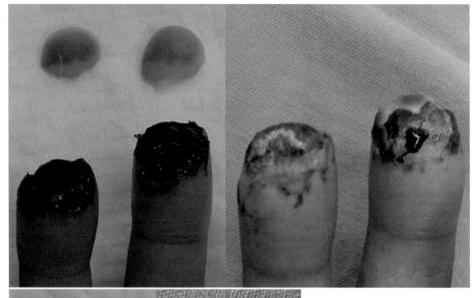

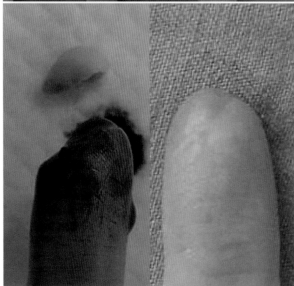

a
b

図 5.
a：Composite graft 非生着例．挫滅された組織は生着しにくい.
b：Composite graft 生着例．鋭的に薄く切断された組織は生着が見込める.

るが，これには注意が必要である．Composite graft は鋭的かつ Subzone Ⅰ の末梢 1/2 もしくは同程度の厚みの斜め切断症例では生着が期待できる[6]ものの，挫滅を伴う例や Subzone Ⅱ 程度の厚みになると生着は望めず，特に患者が早期治癒を希望している場合は適応に注意する（図 5）.

他施設に送るタイミング

結論から言うと，可及的速やかに搬送する．連携する病院を決めておくとスムーズである．切断指では筋肉組織がないため，冷阻血状態で 12～24 時間以上経過していても，生着に関して問題がな

いという報告がある[7)8)]が，施設での考え方があるため，可及的速やかに搬送できるよう努める.

専門医への申し送り事項

再接着術の可能な施設に紹介する場合，年齢，性別，既往歴の他に受傷指，切断レベル，受傷機転，損傷程度，完全か不全か，切断以外の外傷があるかなどを紹介先に伝えることが望まれる．
例えば，
①「55 歳，男性．中指の Zone Ⅳ での完全切断です．旋盤に巻き込まれ，引き抜き切断です．示指の基節骨にも開放性骨折を認めます.」

②「9 歳，女児．小指の Subzone Ⅱ での完全切断
　です．公園の遊具で挟み切断.」

のように報告する．これだけで受ける方はかなり
の心算ができる．

血行再建による切断指再接着法

　1 人医長であってもハード面，ソフト面両方の
準備が整えば，切断指再接着術に取り組むことは
可能である．ソフト面として医師に要求されるこ
とは指骨骨折に対する整復法，腱断裂に対する腱
縫合法，顕微鏡下の 0.5～1 mm の血管吻合法の
技術である．ハード面に関しては一般的な骨接合
や腱縫合に必要な手外科の鋼製小物以外に必要な
機器は手術用顕微鏡とマイクロ用の鑷子，持針
器，剪刀および 10-0，11-0 のナイロン糸である．

　これらが揃えば切断組織を再接着することは可
能になるが，手外科専門施設においてはその後の
ハンドセラピーや可動域獲得のための追加手術な
どを行っており，近隣の専門施設との連携をとっ
ておくことは重要である．

1．手術について

A．心構え

　切断指再接着術において修復が必要な組織は動
脈，静脈，骨，腱，皮膚であるが，動脈，静脈の
再建を確実に行うことが何より重要である．特に
1 人医長の場合，時間的な制限を受けることも多
いため，血管吻合に十分な時間を配分できるよ
う，それ以外の操作はできる限り手早く行える方
法を選択し手術を進行することが重要と考える．

B．手術の進め方

　筆者は骨→屈筋腱→動脈→神経→掌側皮膚仮縫
合→伸筋腱→静脈→皮膚縫合の手順で行っている．

1）麻　酔

　伝達麻酔下で行うことも可能であるが，多数指
などで手術時間がかかる場合や患者が安静を保て
ない場合には全身麻酔で行う方がよい．

2）創部の洗浄

　労働災害による受傷でよくみる油による汚染は
外観の印象に比べ感染することは少ない．農作業

中の切断などで認める草や米，土壌による汚染に
は注意が必要であり，術後 1 週経過後も創部感染
で血管閉塞，壊死に陥ることもある．洗浄のみで
なく，丹念に異物を除去し，さらにはデブリード
マンを考慮すべきである[9]．

3）組織の同定

　顕微鏡下に中枢側，末梢側で動脈，神経を見つ
け，10-0 ナイロンでマーキングをする．次に腱の
断端を探す．屈筋腱は中枢に引き込まれているこ
とが多いため，切断端から確認することができな
い場合は手掌部を切開して探す．超音波診断装置
を用いて検索してもよい．

4）骨の整復

　骨折部を整復しキルシュナー鋼線（0.7～1 mm）
で固定する．関節に近い骨折では関節も固定す
る．骨固定法にはプレートや髄内釘で固定する方
法などがあるが，手早くできる手技を選択すれば
よい．

5）屈筋腱縫合

　深指屈筋腱および浅指屈筋腱を縫合する．切断
指の場合，通常の腱縫合後に行うような早期リハ
ビリを行うことはないため，強力な縫合にこだわ
る必要はない．筆者は切断指の場合，ループ針に
よる core suture（2 strand）と周囲連続縫合を
行っている．

6）血管吻合

　動脈は 1 本の吻合で生着は得られるが，特に損
傷が強い場合は 2 本吻合する方が術後のトラブル
も少なく，組織の萎縮も生じにくい．静脈吻合の
難しい末節切断でも動脈を 2 本吻合する方がうっ
血は少ない[10]．動脈の断端は外観上の損傷がある
部位は refresh し，良好な拍出を確認してから吻
合する．Avulsion 症例など血管の損傷が広範囲で
refresh により直接の吻合は不可能となる場合は
静脈移植を行う．静脈は前腕屈側または母指球部
から指動脈径に近いものを採取する．外観上の損
傷がないにも関わらず拍出が弱い場合は，血管の
攣縮が原因であることが多い．温生食による保
温，2％キシロカインの散布により回復を待つ．

7）神経縫合

神経は可動性が乏しいため，十分な refresh を行うと端々縫合が不可能になることがあるため注意する．神経は多少挫滅していても知覚の回復はある程度得られ，問題になることは少ない．筆者は初回手術で神経移植を行うことは少ない．

次に背側の操作に移るが，動脈吻合部を損傷しないよう，皮膚縫合を数か所行っておく．

8）伸筋腱縫合

指の伸筋腱は非常に薄いためマットレス縫合と連続縫合を行う．余裕がなくマットレス縫合が難しいようであれば，結節縫合のみ行っておく．

9）静脈吻合

流出のよい静脈を選択し吻合する．できる限り2本吻合する．また，静脈吻合部を被覆する皮膚が壊死すれば，吻合血管もいずれ閉塞する．そのため，良好な皮膚で被覆できる静脈を選択することも重要である．末節切断の場合，静脈吻合ができなかった場合でも瀉血処置のみで生着を得る例もあるが，頻回な瀉血処置は術後萎縮の原因となる[11]．

10）皮膚縫合

吻合血管に損傷が加わらないように，吻合部近くの皮膚は顕微鏡下に縫合する．

11）ドレッシング

裁きガーゼを全指間に挿入する，いわゆる bulky dressing を行う．前腕からの副子固定を行い，再接着指の観察および pin prick などの処置が行いやすいように症例に応じ工夫する．

12）Subzone Ⅰ，Ⅱ

Subzone Ⅰ～Ⅱでは腱の再建は不要であることが多く，骨の整復後，動脈吻合を行う．動脈は最初に掌側中央の末節骨の近くに存在する central artery を見つけて吻合する．やや側方に吻合可能な動脈が確認できる例が多く，できればそれも吻合する．静脈については動脈を吻合後，流出の確認できるものを見つけ，吻合する．掌側皮下での吻合となることが多い．吻合は難しいが，で

きる限り吻合を試みる．静脈還流不全を呈した場合は術後，瀉血処置を追加する．筆者は fish mouth は行わない．術後1～2時間ごとの27 G 針穿刺による瀉血のみであるが，良好な成績を得ている．

C．術後管理
1）安静度

歩行は術直後より許可しているが，喫煙や無用な外出での冷却などによるトラブルを回避するためにも，トイレなど必要最小限にするよう指示する．肘・肩関節の拘縮を予防するため1日数回は上肢を挙上するよう指導する．

2）ドレッシングの交換

感染への懸念や大量の出血などがない限り，術後1～2週間で行う．

D．術後輸液

術後輸液については施設により異なるが，筆者が現在行っている内容は，成人であれば持続点滴にてプロスタグランディン E_1 製剤 60 μg，ヘパリン1万単位，ウロキナーゼ24万単位，デキストラン 500 mL，乳酸リンゲル液 500 mL を1日量として術後5日間投与している．抗凝固薬使用中は出血傾向となるため，患部だけでなく全身状態にも注意する．

まとめ

1人医長として切断指に遭遇した場合の対処法について述べた．診療に役立つ情報となれば幸いである．

参考文献

1) 玉井　進：切断手指の治療．整形外科 MOOK. **12**：159-171，1980.
2) 石川浩三ほか：手指末節切断再接着分類―その後10年の再検討―．日手会誌．**18**：870-874，2001.
   Summary　末節切断に対する区分分類（Subzone分類）を詳細に記した文献であり，区分別の吻合のコツについて述べられている．
3) 荒田　順ほか：切断指再接着術における損傷程度および術者の手技による影響について．日マイク

口会誌. **15**：236-240，2002.

4）平瀬雄一ほか：新しい再接着—指尖部切断に対する graft on flap 法の実際—. 日手会誌. **20**：501-504，2003.

5）Brent, B.：Replantation of amputated distal phalangeal parts of fingers without vascular anastomosis, using subcutaneous pockets. Plast Reconstr Surg. **63**：1-8, 1979.
Summary 末節切断に対し血管吻合することなく，皮膚を剝削し腹部皮下に埋入させることにより切断組織を再接着させる方法を報告.

6）荒田 順ほか：指先部切断に対する composite graft の適応と限界について. 日手会誌. **24**：111-114，2007.

7）鳥谷部荘八ほか：切断指再接着成功率を高めるための試み 待機的切断指再接着術について. 日マイクロ会誌. **33**：124-128，2020.

8）Lin, C. H., et al.：Hand and finger replantation after protracted ischemia(more than 24 hours). Ann Plast Surg. **64**(3)：286-290, 2010.

9）荒田 順ほか：コンバインにおける切断指症例の検討. 日形会誌. **26**：93-96，2006.

10）Arata, J., et al.：Two-artery replantation for digital tip amputation. J Plast Reconstr Aesthet Surg. **70**：1141-1143, 2017.

11）蓮尾隆明ほか：指末節切断再接着の治療成績. 日手会誌. **24**：103-106，2007.

PEPARS No.192：42-52, 2022

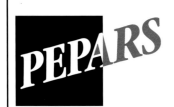

◆特集／＜1人医長マニュアルシリーズ＞手外傷への対応

腱損傷

岩田　勝栄*

Key Words：屈筋腱損傷(flexor tendon injury)，伸筋腱損傷(extensor tendon injury)，神経損傷(nerve injury)，診断(diagnosis)，腱縫合(tendon repair)，後療法(rehabilitation)

Abstract 日常診療において切創を含む手の新鮮外傷にはよく遭遇し，手の腱損傷は手外科専門医が取り扱うべき疾患であることは言うまでもない．しかし手外科を専門としない医師が初期診療に当たることの方が多いのが現状で，皮膚縫合の後に，手指の可動域不良や感染を生じ，専門医に紹介されてくることがしばしばある．本稿では手外科を専門としない医師を対象とし，手の外傷のうち腱の開放，閉鎖損傷を中心に，解剖，診断，注意すべき点などを述べた．いずれの新鮮開放損傷であっても，最大のポイントは感染を合併しないように適切な初期治療を行い，腱や神経損傷を見逃さず，然るべきタイミングで専門医に紹介することである．明確な診断は難しいと思われるが，これらの損傷を疑うことが重要である．

はじめに

日常診療において，切創を含む手の新鮮外傷にはよく遭遇する．しかし詳細な手の知識を持つ医師が常に診療に当たるわけではなく，手外科を専門としない整形外科および形成外科医師，あるいは一般外傷を扱うその他の科の当直医師や外傷を扱う医院が対応することが多い．それゆえに軽傷と思われがちで，皮膚縫合の後に感染を合併したり，手指の動きが不良であるということで紹介され，その時点で初めて腱損傷が判明することがある．紹介される時期によっては，新鮮外傷として治療できず，陳旧性損傷として対応しなければならないことも時にある．手は他の身体部位よりも繊細な知覚と巧妙な運動機能を有しているため，診断と治療が遅れることで大きな後遺症を残すことも珍しくない．本稿の目的は，手外科を専門としない，外傷を取り扱うすべての医師を対象とし，手の外傷のうち腱損傷を中心に，その初期治療や注意すべき点などを紹介することである．

手の腱には屈筋腱と伸筋腱が存在し，その損傷形態としては，主に開放および閉鎖損傷(皮下断裂)，新鮮および陳旧性損傷とに分けられる．どの腱損傷であっても，解剖を熟知し，損傷形態を把握し，それに見合った腱縫合法と後療法を選択のうえ，それらを正しく遂行する必要がある．したがって，腱損傷があると判断した際やそれを疑った際には，速やかに手外科専門医に紹介するべきであることを初めに記載しておく．

* Shoei IWATA，〒640-8505　和歌山市木ノ本93番1　和歌山労災病院整形外科，第3整形外科部長・第2手外科部長

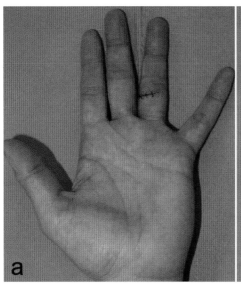
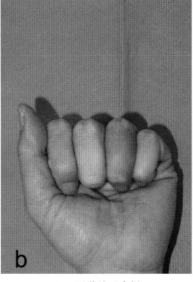
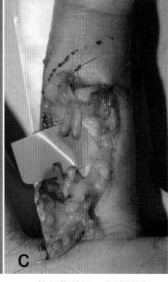

a．左環指掌橈側の切創．創以遠のしびれ
　あり．

b．可動域は良好

c．橈側指神経，動脈断裂，
　屈筋腱断裂なし．

図 1.

初期対応として必ず行うべきこと

1．単純 X 線撮影

　手指であれば，正面と側面の 2 方向を撮像する
が，特に正しい側面像を得ることが重要である．
単純な切創と思いがちなものでも，剝離した小骨
片や異物が存在することがある．開放創で骨折が
併存するということは開放骨折と認識しなければ
ならない．

2．知覚および血行評価

　詳細な知覚評価は必要なく，単純に創以遠のし
びれや感覚鈍麻がないかを確認する．同時に手指
の色調や capillary refill などで血行を確認する．
これらは麻酔前に確認すべき必須事項である．ま
た出血があれば，まず圧迫止血を行いたい．専門
的な知識がない場合，慌てて凝固や結紮をしてし
まうと，近くに存在する神経の医原性損傷を引き
起こしてしまう可能性がある．たとえ腱の断裂は
なくとも，神経が断裂していることがあり，手指
の運動が良好でも異常知覚を認める場合は専門医
へ紹介する（図 1）．

3．肢位の確認

　屈筋腱が完全に断裂していると手指伸展位とな
るのが典型的である．伸筋腱が断裂している場合
は，反対に手指屈曲位となる．ただし，部分断裂
や少しでも連続性がある場合はそうでないことが
あり，診断の遅れに繋がるので注意する．

4．創閉鎖

　開放創であれば 1〜3 を行って初めて，創の縫合
に移る．血行が途絶している場合を除いて，腱や
神経のみの断裂であれば，必ずしも緊急手術を必
要とはしない．骨折が存在する場合でも，まずは
十分な洗浄やデブリードマンを行い，皮膚縫合を
行う．大切なことは感染を生じさせないことと，
腱および神経損傷の可能性があれば，同日あるい
は翌日には専門医へ紹介することである．紹介が
遅れると端々縫合不能となったり，創部感染し，
骨髄炎や化膿性関節炎を合併すると治療に難渋す
る．また皮膚欠損がある場合，一時的に人工真皮
で被覆するか，陰圧閉鎖療法を行う方が好ましい
が，小欠損であれば，創傷被覆材などを用いて閉
鎖してもよい．

5．外固定

　必ずしも必要ではないが，腱の断裂部位によっ
ては近位断端が短縮するので，それを予防するた
めにも副子固定が有用なこともある．屈筋腱断裂
であれば，副子を手関節や手指屈曲位で背側に固
定し，伸筋腱損傷であれば，手関節や手指伸展位
で掌側から固定するのもよい．

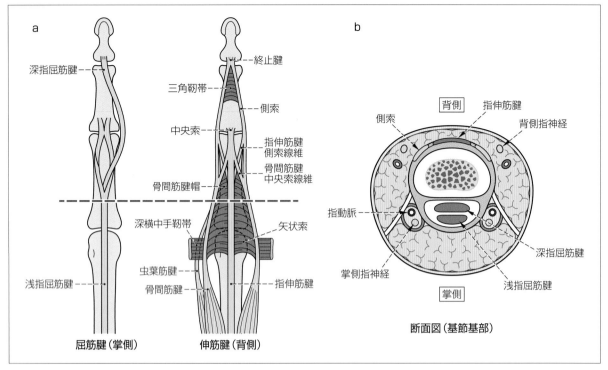

a：手指の解剖

図 2.
a：手指の解剖
b：aの横線レベル（基節基部）の断面図

専門医に送るべき疾患，タイミング

　どのような腱損傷でもすべて専門医に送るべきではあるが，単純な外傷，切創に見えても，そこに腱損傷の可能性が潜んでいることを認識することが重要である．以下紹介すべきものを列挙しておく．

① 血行不全例
② 骨折，神経断裂併発例
③ 挫滅が強い例，皮膚欠損例
④ 感染例
⑤ 腱の閉鎖損傷（皮下断裂）例
⑥ 陳旧例

　① は同日緊急手術を要するが，② ～ ⑥ は必ずしも緊急手術の適応ではないため，診断できた時点で，同日あるいは翌日には速やかに紹介する．⑤ は後の項で述べるが，伸筋腱断裂では損傷部位によっては保存加療が可能である．

　まずは診断できることが前提条件にはなるが，放置することで訴訟問題に発展することもあるので，疑わしいと判断すれば専門医へ紹介する．

屈筋腱[1)2)]

1．解　剖

　屈筋腱は浅指屈筋腱（flexor digitorum superficialis；以下，FDS）と深指屈筋腱（flexor digitorum profundus；以下，FDP）からなる．FDS は FDP とともに A1 pulley の近位端を越えて zone Ⅱ に入り，2 本に分かれる．その後再び合流して腱交叉を形成し，中節骨掌側面に付着することで PIP 関節を屈曲させる．そして 2 本に分かれた腱裂孔部を FDP が通過し，末節骨掌側面に付着し，DIP 関節を屈曲させる（図 2-a）．深指屈筋は前腕部で示指成分を分離するが，中環小指の尺側部は筋腹をともにし，分離がよくないために示指以外では独立した運動ができない．

　さらに図3に示す如く，示指から小指には A1～A5 pulley と呼ばれる輪状滑車（anular pulley）と

44　　　　　PEPARS　No. 192　2022

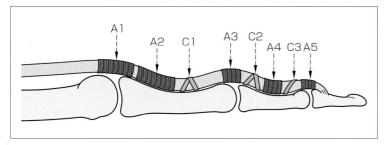

図 3. 示指から小指の腱鞘

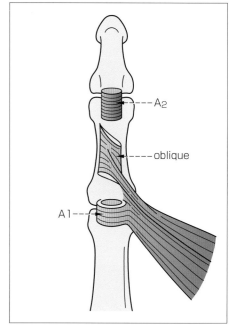

図 4. ▶

母指の腱鞘
A1 と A2 の間には oblique pulley が存在

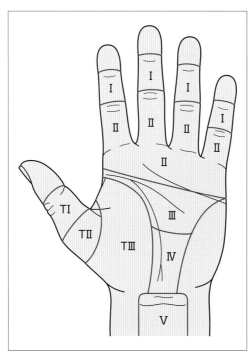

図 5. 国際区分による屈筋腱の zone 分類

C1〜C3 pulley と呼ばれる十字滑車(cruciate pulley)が存在し,母指は A1,A2 pulley とその間に母指内転筋腱から連続する oblique pulley を有する(図 4).

2.Zone 分類

国際区分による屈筋腱の zone 分類を図 5 に示す.特に zone Ⅱ は Al pulley 近位縁から FDS 付着部までの領域で,腱鞘の中を FDS と FDP が密接して通っているため癒着をきたしやすく,かつて"no man's land"と呼ばれた部分となる.

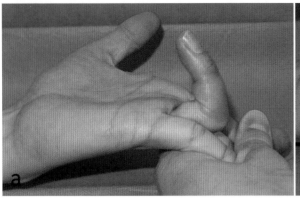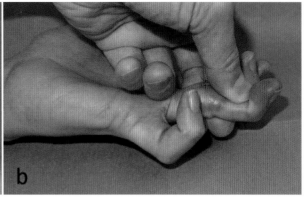

図 6. 基節部掌側の切創例
a：FDSテスト．写真は陰性で浅指屈筋腱断裂なし．
b：FDPテスト．写真は陰性で深指屈筋腱断裂なし．

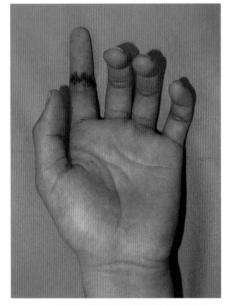

図 7. 浅指屈筋腱も深指屈筋腱も断裂
していると安静時肢位で手指は伸
展位となる（示指断裂例）．

3．腱断裂の診断

1）FDSテスト（図6-a）

健側指を他動伸展させた状態で患指を自動屈曲
させ，PIP関節が屈曲すると，浅指屈筋腱は正常
か連続性が保たれていると判断できる．これは解
剖の項でも述べたように，FDPが同じ筋腹を有し
ていることを利用したテストである．

2）FDPテスト（図6-b）

PIP関節を伸展位に保ち，DIP関節が自動屈曲
可能だと深指屈筋腱は正常か連続性が保たれてい

ると判断できる．

FDS，FDPともに断裂している場合は，安静時
肢位にて手指伸展位となり，自動屈曲が不可能と
なる（図7）．

4．閉鎖損傷（皮下断裂）[3)~5)]

関節リウマチ，Kienböck病，豆状三角骨関節症
などの変性疾患に伴うものや，有鈎骨鈎偽関節，
舟状骨偽関節，橈骨遠位端骨折に対するロッキン
グプレート固定術後など外傷に伴って生じるもの
がある．新鮮外傷には，ラグビーや柔道中に生じ
るジャージーフィンガーのような深指屈筋腱停止部
での断裂が挙げられる．それぞれこのような病態
があることを知っておくことが大切である．

伸筋腱[6)~8)]

1．解　剖

母指，示指，小指の3指は2本の伸筋腱を有し
ている．母指には長・短母指伸筋腱，示指には固
有示指伸筋腱と指伸筋腱，小指には固有小指伸筋
腱と指伸筋腱が存在する．中指と環指は固有伸筋
腱を持たず指伸筋腱のみである（図8）．示指と小
指が独立して伸展運動可能な理由がここにある
（図9）．示指と小指においては指伸筋腱が断裂し
ても，固有伸筋腱が残存していれば指は伸展し，
その両者が断裂すると伸展不能となる．

外在筋である指伸筋腱はDIP，PIP，MP関節す
べてを伸展させることができるが，内在筋である
骨間筋と虫様筋はMP関節を屈曲させ，DIP・PIP

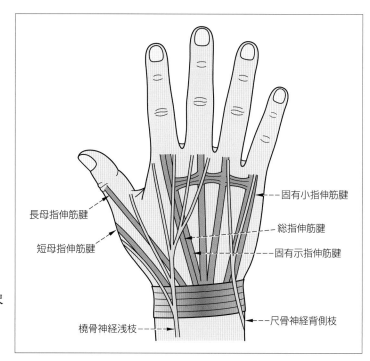

図 8.
指伸筋腱，橈骨神経浅枝，尺
骨神経背側枝
神経の方が浅層に位置する．

長母指伸筋腱

短母指伸筋腱

固有小指伸筋腱

総指伸筋腱

固有示指伸筋腱

橈骨神経浅枝

尺骨神経背側枝

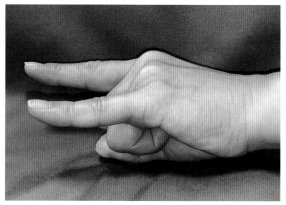

図 9. 示指と小指には固有伸筋腱があり，独立して
伸展可能である．

図 10. ▶
国際区分による伸筋腱の zone 分類
関節部が奇数，その間が偶数の zone である．

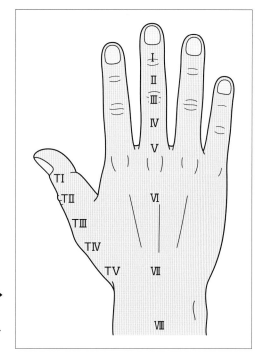

関節を伸展させる．屈筋腱のような紐状ではな
く，指伸筋腱，骨間筋腱，虫様筋腱が互いに交錯
して複雑な指背腱膜（MP 関節部以遠における固
有指部の伸筋腱構造）の伸展機構を形成しており
（図 2-a）[5]，断面図の如く指の背側と側面を覆う三
次元的構造をしているので（図 2-b），単純な長軸

方向の滑動のみで機能しているわけではない．

2．Zone 分類

　国際区分による伸筋腱の zone 分類を図 10 に示
す．関節部が奇数の zone で，その間が偶数の
zone である．

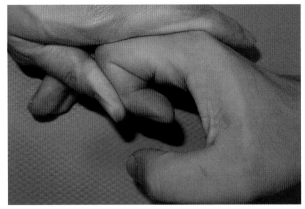

図 11. Elson test
写真は正常指であり，DIP 関節が自動伸展できず，テストは陰性である．

3．屈筋腱とは異なる伸筋腱の特徴

① 固有指部の指背腱膜は薄いが（zone Ⅰ〜Ⅴ），手背より近位の指伸筋腱（zone Ⅵ〜Ⅷ）は屈筋腱と同様に太くロッド状になるため，大きくはこれら2つに分けて治療を考える．特に外傷での断裂は前者に多い．

② 屈筋腱と異なり，腱鞘がなく癒着しにくく，新鮮外傷例の多くは縫合後4週前後の外固定を行うことで問題なく治癒する．その反面，骨や関節に接しており，骨折や関節包損傷を合併した場合は骨と癒着しやすい．

③ 屈筋腱より腱の滑動距離が少ないため，腱の癒着により関節の可動域は大きく制限される．

④ 屈筋腱より筋性拘縮を起こしやすいため，2〜3週後には端々縫合が困難となる場合が多く，早期診断が望まれる．

⑤ 屈筋腱断裂は原則として手術療法以外に治療法はないが，伸筋腱 zone Ⅰと zone Ⅲの閉鎖損傷（皮下断裂）はスプリントや装具などを用いた保存療法で治癒する．

4．伸筋腱断裂での注意点

① 部分断裂に注意

固有指部の指背腱膜部では，指背を広く膜様に覆っているため，完全断裂は少ない．部分断裂の場合は指が伸展するので診断が難しいことがある．部分断裂の程度によっては徐々に完全断裂に至ることや指変形に繋がるため注意を要する．

zone Ⅲの中央索断裂の新鮮例では側索が残っていると PIP 関節が伸展するため，診断が困難である．Elson test（図 11）が有用である[9]が（机の角などを利用するのもよい），それでも判断が難しいことがある．これは伸筋腱構造を把握していないと理解が難しいテストであるが，正常であれば PIP 関節を他動屈曲させると DIP 関節に至る側索が緩むため，DIP 関節を自動伸展できなくなることを利用している．反対に，中央索の断裂では PIP 関節の他動屈曲に伴って側索が緩まないため DIP 関節を自動伸展できる．何度も述べていることではあるが，新鮮開放損傷で自分で診断できない場合あるいは疑わしい場合は専門医へ紹介するべきである．

② 関節に到達しやすい

背側は皮膚軟部組織が薄く，zone Ⅰ，Ⅲ，Ⅴの関節部における新鮮開放損傷では容易に関節へ到達するため感染の合併には要注意である．単に腱が切れているだけではなく，関節が露出することがあり，洗浄などの初期治療が重要となる．

特に zone Ⅰでは動物咬傷で受傷し（図 12），zone Ⅴでは human bite や殴打により受傷する．MP 関節屈曲位で受傷すると，手指伸展時には皮膚の創，伸筋腱断裂部，関節包，関節軟骨の損傷レベルが異なる．このため単なる皮膚損傷と判断されがちで，深部損傷が見逃されやいので注意が必要である（図 13）．

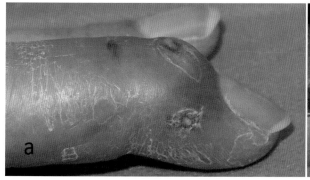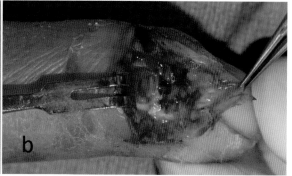

図 12.

a：DIP 関節部での猫咬傷後感染．DIP 関節背側と橈側に膿汁を認め，DIP 関節は
　屈曲位となっている．

b：終止腱は融解し，DIP 関節内にまで感染が拡大しており，軟骨欠損も見られる．

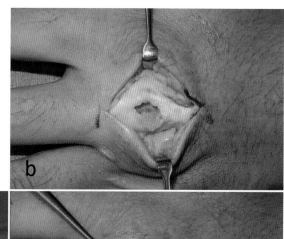

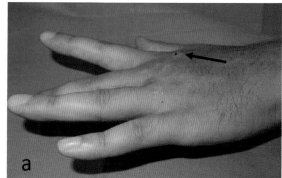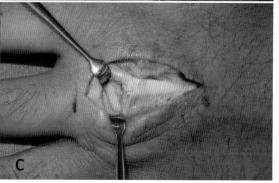

図 13.

a：左利き，殴打後の感染．左中指 MP 関節の伸展不全，MP 関節背側の開放創から
　浸出液を認める（矢印部）．

b：皮膚の開放創より少し末梢で，伸筋腱の一部が断裂，融解している．

c：筋鈎で腱を末梢に引くと，腱断裂の遠位部で関節包が断裂し，関節まで達してい
　るのがわかる（損傷レベルが異なる）．

③ 手背や手関節付近では神経断裂を併発しやすい

図 8 の如く神経の方が浅層に位置するので，腱損傷がなくとも神経が断裂することがあり，特に手背部や手関節付近での切創後のしびれや知覚鈍麻は，橈骨神経浅枝や尺骨神経背側枝の断裂を疑わなければならない．先述の通り，手指掌側の切創において，屈筋腱断裂が生じなくとも指神経が断裂することもあるため，どのような新鮮開放創でも，知覚評価を行うことは重要である．

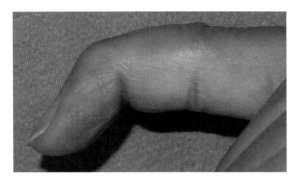

図 14.
槌指変形（腱性マレット指）
Zone Ⅰ での伸筋腱断裂

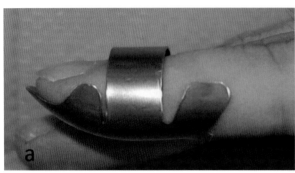
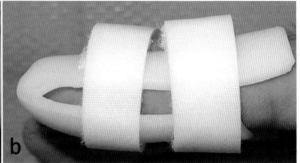

図 15.
a：腱性マレット装具
b：shell 型スプリント

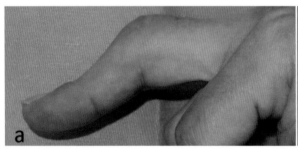
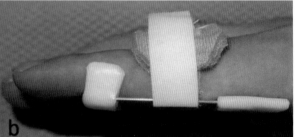

図 16.
a：ボタン穴変形 zone Ⅲ での伸筋腱断裂
b：Safety pin splint. DIP および MP 関節の動きを許容する.

5．腱の皮下断裂（閉鎖損傷）

Zone Ⅰ は終止腱の断裂で槌指変形（腱性マレット指）をきたす（図14）．骨折を伴う槌指は手術適応になることが多いので，必ず正確な単純 X 線側面像を撮像し，骨折の有無を確認する．治療としては，DIP 関節伸展位スプリントを終日約 8 週間装着させ，その後約 4 週間の夜間装着を継続する．腱性マレット装具もあるが（図 15-a），フィットしにくいこともあり，当科では個々の患者にフィットさせた shell 型スプリント（図 15-b）

をその都度作成している．Zone Ⅲ は中央索の断裂でボタン穴変形の原因となる（図 16-a）．これも当科では safety pin splint（図 16-b）を作成し，DIP 関節や MP 関節の自動運動を許可する．約 6～8 週間の常時装着ののち，約 4 週間の夜間伸展を継続する．スプリントが作成できない場合は，義肢装具士に依頼するか，副子固定で代用する．

Zone Ⅶ で多いのは，関節リウマチや遠位橈尺関節の変形性関節症による尺側指の伸筋腱断裂である．指伸筋腱が断裂するので，MP 関節が伸展

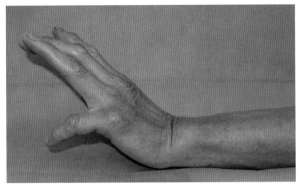

図 17.
左遠位橈尺関節症による小指伸筋腱断裂例
手関節伸展位で MP 関節が自動伸展できない.

不能となる．この際の診断に関し注意すべきことは手関節の肢位である．腱固定効果で，手関節が屈曲位になっていると一見 MP 関節が伸展しているように見えるが，手関節を伸展させた状態で MP 関節を自動伸展させると明確に診断できる（図 17）．

以下，屈筋腱および伸筋腱の腱縫合法と後療法を参考程度に記載する[2)7)10)]．

1．屈筋腱，伸筋腱の腱縫合法

屈筋腱は概ね2～3本の4-0ループ針を用いた主縫合と6-0ナイロン糸などを用いた補助縫合を行う．伸筋腱は4-0ナイロン糸を用いて水平マットレス縫合や8の字縫合を行う．ただし屈筋腱も伸筋腱も zone によって断裂形態や太さが異なるため，上記以外の縫合法も用いる．

2．後療法

屈筋腱は強固な腱縫合を行ったうえで，早期運動療法を行うのが現在の主流である．伸筋腱はおよそ4週間の外固定ののちに自動運動を開始する．しかし本来の後療法は非常に複雑であり，屈筋腱も伸筋腱も各 zone ごとにプロトコールが存在し，どの週でどのような運動を開始するか，どのようなスプリントを用いるかなどが規定されており，各施設でもそれぞれ少しずつ異なる．実際は断裂腱の損傷形態，断端の状態など各症例により異なるので，主治医と作業療法士（ハンドセラピスト）が密にコミュニケーションを取りながら，個々の症例の後療法に当たる．

ここで述べたいことは，腱の縫合と言っても，縫合方法やその後の後療法は単純ではなく，専門

施設でないと，その治療を遂行することは難しいということである．参考程度に腱縫合法と後療法について記載したが，知識，技術，経験が必要で，安易に手を出すべき分野ではないことを明記しておきたい．

最後に

本稿で幾度となく述べたが，腱損傷は手外科を専門とする医師が扱う分野であることは周知の事実であると思われる．今回は日常診療で遭遇する機会の多い手指，手部の外傷を扱う際に注意すべき点を，手外科を専門としないすべての医師を対象として執筆した．皮膚のみの切創の場合が当然多いと思われるが，その中に腱損傷，神経損傷，関節損傷などが潜んでいることを念頭に置いて頂きたい．本稿を通して，一般外傷を扱う医師が日常診療でこれらの損傷を診断あるいは疑うことができるようになれば幸いである．

参考文献

1) John, G. S. Ⅲ.：Flexor tendon injury. Green's Operative Hand Surgery. 6th ed. Wolf S. W., et al. 189-207, Churchill Livingstone, 2011.
   Summary　手外科医必携教科書．
2) 津下健哉：屈筋腱の新鮮損傷．手の外科の実際 改訂第6版．267-286，南江堂，2005．
   Summary　日本の手外科パイオニアである津下先生の名著．手外科医必携教科書．
3) 山崎　宏：手関節部での屈筋腱皮下断裂の病態と治療．関節外科．29：49-52，2010．
4) Asadollahi, S., et al.：Flexor tendon injuries following plate fixation of distal radius fractures：a systematic review of the literature. J Orthop

Trauma. **14**：227-234, 2013.

5）Leddy, J. P., et al.：Avulsion of the profundus tendon insertion in the athletes. J Hand Surg. **2**：66-69, 1977.

6）Robert, J. S.：Extensor tendon injury. Green's Operative Hand Surgery. 6th ed. Wolf S. W., et al. 159-188, Churchill Livingstone, 2011.

7）津下健哉：伸筋腱の新鮮損傷．手の外科の実際 改訂第6版．287-296，南江堂，2005.

8）日本手外科学会手外科用語集．改訂第5版付録．2016.

9）Elson, R. A.：Rupture of the central slip of the extensor hood of the finger. J Bone Joint Surg. **68**B：229-231, 1986.
   Summary　中央索の皮下断裂を疑った際の有名な徒手検査法.

10）吉津孝衛ほか：早期運動療法のための新しい屈筋腱縫合法の試み．日手誌．**13**：1135-1138, 1997.
   Summary　Yoshizu Ⅰ法を含めた新たな縫合法や従来法の強度試験を行い，早期自動屈伸運動を安全にした意義深い論文である.

形成外科領域雑誌　ペパーズ

PEPARS

No.159
2020年増大号

外科系医師必読！
形成外科基本手技30
—外科系医師と専門医を目指す形成外科医師のために—
編集／大阪医科大学教授　上田晃一

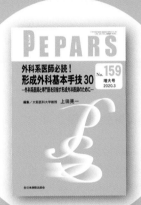

PEPARSのあの大ヒット特集が帰ってきました！
内容が**3倍**になって大幅ボリュームUP！
形成外科手技の **A to Z** を網羅した大充実の1冊です。

2020年3月発行　B5判　286頁
定価5,720円 (本体5,200円+税)

さらに詳しい情報と
各論文のキーポイントは
こちら！

全日本病院出版会　〒113-0033 東京都文京区本郷 3-16-4　Tel：03-5689-5989
www.zenniti.com　Fax：03-5689-8030

PEPARS No.192：54-60, 2022

◆特集／＜1人医長マニュアルシリーズ＞手外傷への対応

神経損傷

池口　良輔*

Key Words：末梢神経(peripheral nerve)，損傷(laceration)，神経移植(nerve graft)，再生(regeneration)，マイクロサージャリー(microsurgery)

Abstract　神経損傷があると患者の手の機能は大きく障害され，日常生活機能も大きく低下することになる．神経断裂は，評価と初期治療，手術，その後のリハビリテーションと治療に長期間を要する．末梢神経の解剖，神経損傷の種類，神経の評価，手術方法，神経再生の知識に加えて，この長期間の治療のうちの初期の評価と治療を適切に行い，専門医の手術とリハビリテーションにつなげていくことが手の機能回復には重要である．

はじめに

手指の外傷は日常診療でよく扱う外傷であり，神経損傷を合併することもある．知覚障害や運動麻痺が残ったままの手であれば，手としての機能が障害され，患者の日常生活機能は大きく低下する．神経損傷を早期に適切に評価し，適切に加療を行うことで手の機能を回復させることができる．専門医に紹介する場合でも，1人医長として必要な知識と初期対応として必ず行うべきことがあり，それらを適切に行うことが重要である．

末梢神経損傷と再生の基礎

末梢神経の細胞体は，運動神経では脊髄前角にあり，知覚神経では後根神経節に存在する(図1)[1]．末梢神経は，これらの細胞から伸びた軸索と，それらを取り囲む Schwann 細胞と結合組織からなる．Schwann 細胞は軸索を取り囲むことにより髄鞘を形成し，髄鞘の継ぎ目で軸索が露出している部分は Ranvier 絞輪と呼ばれ，この部分で跳躍伝導が起こる．多くの軸索が集まって神経周膜に囲まれて神経束が形成され，手術用顕微鏡で術中に確認できるのはこのレベルである．いくつかの神経束が集まり神経上膜に囲まれて，指神経や正中神経と呼ばれる末梢神経となる．

軸索と髄鞘が切断されると，それより末梢では Waller 変性が起こる(図2)．Waller 変性では，細胞体がこれより近位にあるため切断部より遠位の軸索は変性し，マクロファージと線維芽細胞が切断部に集まり，Schwann 細胞は repair Schwann

＊ Ryosuke IKEGUCHI, 〒606-8507　京都市左京区聖護院川原町54　京都大学医学部附属病院リハビリテーション科，准教授

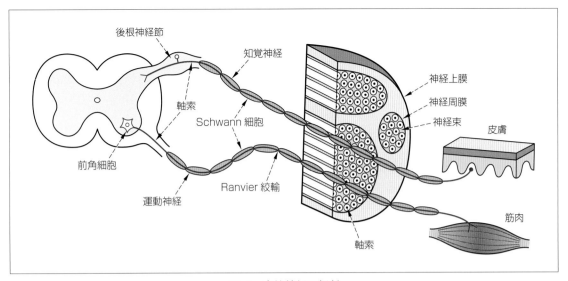

図 1. 末梢神経の解剖

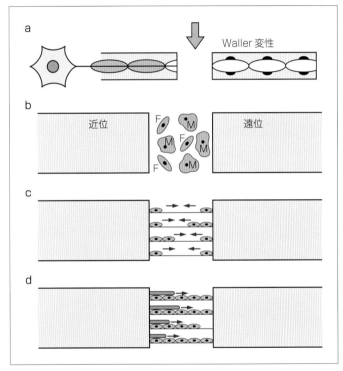

図 2.
末梢神経断裂による Waller 変性と神経再生

　　a：軸索と髄鞘が切断されると，それより末梢では Waller 変性が起こる.

　　b：マクロファージと線維芽細胞が集まり，細血管新生が起こる.
　　　F：線維芽細胞
　　　M：マクロファージ

　　c：新生した細血管に沿って，repair Schwann 細胞が近位断端と遠位断端から移動してくる.

　　d：整列した repair Schwann 細胞に沿って，近位断端から軸索の伸長が起こる.

細胞に reprogramming され，創傷治癒（神経再生）が働くように組織の反応が起こる[2]. 近位断端からの軸索が伸長できるように，神経縫合によって神経同士が接合するなど条件を整えることができれば，接合部では毛細血管新生と Schwann 細胞の移動が起こり，同時に軸索が近位断端から Waller 変性の起こった神経内へ伸長することができる[3]. 軸索再生は 1～2 mm/日の速さであり，臨床的には神経筋接合部の再生にも時間がかかるため 1 mm/日と考える.

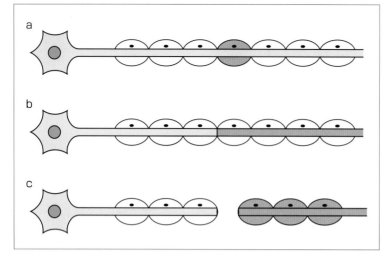

図 3.
Seddon による 3 つの神経損傷の形式
  a：Neurapraxia（一過性神経伝導障害）
  b：Axonotmesis（軸索断裂）
  c：Neurotmesis（神経断裂）

Seddon は，末梢神経損傷を neurapraxia（一過性神経伝導障害），axonotmesis（軸索断裂），neurotmesis（神経断裂）の 3 つに分類した（図 3）．Neurapraxia は Schwann 細胞のみの障害で軸索は断裂しない一過性の伝導障害であり，数週間から 2 か月程度で回復する．Axonotmesis は軸索のみの断裂であり，その周囲の Schwann 細胞は損傷を受けていない状態で，軸索再生が期待でき，再生軸索は元の終末器官を支配し，misdirection（神経過誤支配）も生じない．肉眼的には，神経上膜も神経周膜も損傷を受けないため，神経の連続性は保たれているように見える．Neurotmesis は，軸索断裂だけでなく Schwann 細胞も損傷を受け，神経上膜も神経周膜も一般的には断裂するため，肉眼的にも完全な断裂である．神経縫合術が必要となる．

診　断

ガラスや彫刻刀などの鋭的な切創や，機械に巻き込まれたことによるもの，ノコギリなどによる挫創が多い．前者の場合は，神経は鋭的に切断されているため手術による直接縫合が可能な場合が多く，後者の場合は神経の挫滅や欠損があるため神経移植が必要になる．そのため，受傷状況をよく聴取する．また，末梢神経回復の妨げになるような基礎疾患としての糖尿病や肝機能障害などの既往症の問診も重要である．

身体所見としては感覚評価と運動評価が重要である．感覚評価は，Semmes-Weinstein monofilament test や二点識別覚（動的と静的）が正式な方法であるが，器具が必要であり，救急外来などでは時間がかかるため，筆や安全ピンを用いての触覚と痛覚の簡単な検査を行う．その際，左右を比較することと，損傷神経の支配領域とその他の健常部位を比較することが重要である．運動評価は徒手筋力テストを行う．また時間の経過した症例では筋萎縮の有無を確認する．正中神経，尺骨神経，橈骨神経の運動線維を含んだ部位での損傷は，それぞれ，猿手，鷲手，下垂手の特徴的な変形や Froment sign などの特徴的な所見を呈するので，その有無を確認する．Tinel sign も，新鮮外傷でない場合は有効である．末梢神経断端を叩打することにより，知覚神経支配領域に疼痛や不快感が生じることを確認する．

電気生理学的検査として，必要に応じて，神経伝導速度検査や針筋電図検査を行う．針筋電図検査は受傷直後では変化がなく，受傷後 3 週間以降で脱神経所見（fibrillation potential，positive sharp wave，fasciculation potential）が認められるようになる．

画像所見としては，骨折や異物の有無の鑑別のために X 線像は必要であり，MRI も神経断端が描出できる場合もある．腕神経叢損傷では外傷性髄膜瘤の有無の鑑別も必要なため撮影しておく．

初期対応として必ず行うべきこと

受傷状況などを詳細に問診し，創の状態が鋭的なのか，挫創なのか，皮膚欠損を生じそうなのか

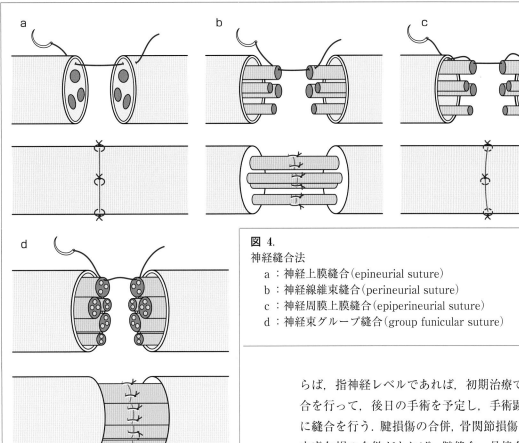

図 4.
神経縫合法
　　a：神経上膜縫合（epineurial suture）
　　b：神経線維束縫合（perineurial suture）
　　c：神経周膜上膜縫合（epiperineurial suture）
　　d：神経束グループ縫合（group funicular suture）

を確認する．創の場所と損傷可能性のある神経について確認し，その他の腱損傷，血管損傷，靭帯損傷，骨折などがないかを確認する．X線を撮影し，異物の有無，骨損傷の有無について確認する．

　損傷の可能性がある神経について，知覚評価と運動評価を行う．知覚評価は救急外来では，筆と安全ピンを用いて，左右を比較し，また，健常神経の支配領域とも比較する．運動線維を含む神経損傷が予測される場合は，徒手筋力テストを行う．

　処置としては，洗浄，デブリードマンなど一般的な創の処置を行う．初期対応としては皮膚欠損がなく皮膚縫合が可能であれば，皮膚縫合を行う．手術時に，十分に展開し，最終的な所見を確認するので，外来では深部まで処置をせずに皮膚のみの処置にとどめる．抗菌薬を処方する．

専門医に送るべき疾患，症状，送るタイミング

　マイクロサージャリーの技術を習得しているな

らば，指神経レベルであれば，初期治療で皮膚縫合を行って，後日の手術を予定し，手術顕微鏡下に縫合を行う．腱損傷の合併，骨関節損傷の合併，皮膚欠損の合併があれば，腱縫合，骨接合，皮弁による皮膚再建が必要になるので，手外科専門医に送る方がよい．指神経レベルの損傷でも，知覚再教育のリハビリテーションが必要になるので，ハンドセラピストが勤務していないのであれば手外科専門医に送る方が無難である．運動麻痺を伴うレベルの損傷であれば，ハンドセラピストによるbiofeedbackを用いた運動再訓練や機能回復までの装具などが必要になるので手外科専門医に送る．神経伝導速度検査や針筋電図などの電気生理学的検査が必要な場合も専門医に紹介が必要である．送るタイミングは，初期対応で皮膚縫合ができれば翌日で十分であるが，皮膚欠損があって一時縫合が不能な場合や血管損傷による血流障害が認められる場合は，速やかに紹介する．

治　療

　神経縫合は，神経上膜縫合（epineurial suture），神経線維束縫合（perineurial suture），神経周膜上膜縫合（epiperineurial suture），神経束グループ縫合（group funicular suture）がある（図4）[5]．神

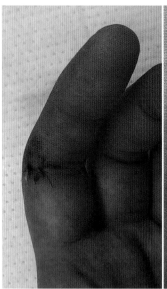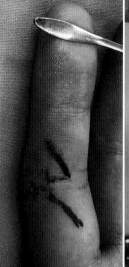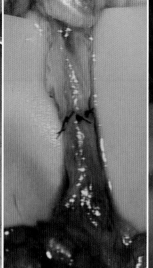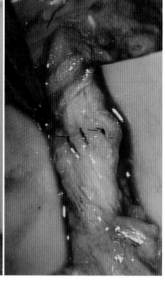

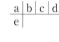

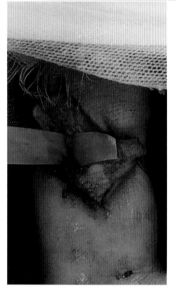

図 5.
指神経縫合
　　a：20歳代，男性．右示指橈側を包丁にて受傷した．
　　b：1週間後，伝達麻酔下に創を延長して展開した．
　　c：指動脈の断裂が認められたため，血管吻合を行った．
　　d：指神経の断裂が認められたため，顕微鏡下に10-0ナイ
　　　　ロン糸にて6針縫合した．
　　e：指神経縫合後

経線維束縫合と神経周膜上膜縫合は軸索が通る神経周膜内に縫合糸が通るので，軸索レベルではtraumaticな縫合であり，神経束の適合が悪い場合以外は行わない方が無難である．指神経レベルで神経束が1〜2本の場合は神経上膜縫合を行う．多数の神経束があるレベルでの神経縫合では，神経束の局在をよく調べて神経束群同士を接合するようにする神経束グループ縫合を行う．

　実際の手術では，創をzigzagに延長し，近位と遠位も健常な部分を展開する（図5，6）．神経損傷の程度を確認し，瘢痕や神経腫がある場合は断端の新鮮化を行う．血管損傷がある場合は，隣接す

る血管も修復しておいた方が神経再生はよいので，血管もできるだけ修復するようにする．指神経レベルでは神経上膜縫合を行う．神経断端が直接縫合できない場合は，近位・遠位に神経を剝離し可動性を持たせ，さらに近接する関節を30°程度屈曲させて直接縫合を試みるが，神経の緊張がなお強い場合は，神経移植を行う．欠損神経の太さによって，前腕内側皮神経，後骨間神経終末枝，腓腹神経のどれかを選んで採取する．前腕内側皮神経を採取する場合は，前腕内側皮神経すべてを採取すると愁訴が残るので，細めの神経を1〜2本採取するにとどめて，残りの神経は温存するよう

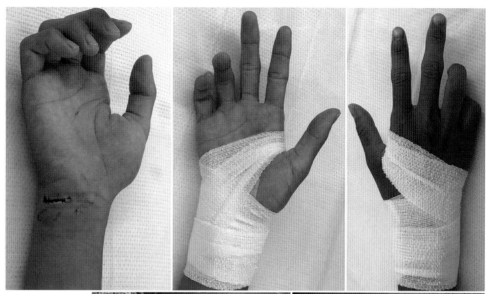

図 6.
尺骨神経深枝縫合

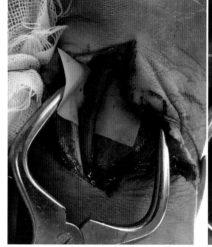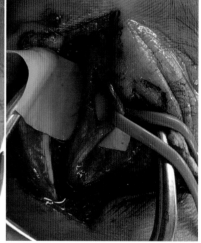

a：10歳代．男性．右手関節尺側を
　ガラスにて受傷した．知覚障害は
　認められない．

b：手部掌側．鷲手変形が認められ
　る．

c：手部背側．鷲手変形が認められ
　る．

d：3日後．伝達麻酔下に創を延長
　して展開した．尺骨神経深枝に断
　裂が認められる．尺骨神経浅枝に
　は損傷は認められない．

e：顕微鏡下に9-0ナイロン糸にて
　7針縫合した．

にする．また，神経移植を行う場合は，移植床の血流が良好でなければ，ある程度の神経再生は得られないので，周囲組織の挫滅や瘢痕が強い場合には，積極的に皮弁にて再建を行う．神経縫合後は近接する関節を他動的に動かして，神経縫合部が破綻しないことを確認する．ドレーンを留置し，創を閉鎖する．

　術後は，指神経であればアルフェンス®シーネで，手関節であればギプスシーネで，約3週間の外固定を行う．その後，リハビリテーションを行い，軸索の伸長が1mm/日と便宜的には考えて，縫合部から遠位の器官までのおおよその神経再生

に必要な期間を計算し，知覚がわかり始めるのにかかる期間として患者に説明し，神経が成熟し知覚がさらに回復するのにはそれ以上の期間がかかること，また再生神経の軸索によるビリビリ感（異常感覚，dysesthesia）を伴い，それの回復には同様に長期間が必要なことを説明しておく．ハンドセラピストによるリハビリテーションを行う．知覚神経については，フィンガーボードアイテムを用いた知覚再教育や，dysesthesiaには脱感作が必要になる．運動神経については，筋肉の再神経支配が始まるまでの関節拘縮や不良肢位を予防するために他動運動や装具が必要となり，筋肉の再

神経支配が始まれば biofeedback を用いた運動再訓練を行う.

まとめ

　手指の切創や挫滅創による神経損傷は日常よく遭遇する外傷であり，初療から，適切に評価し適切に処置をすることによって予後が決まる．1人医長として，初診時での評価と対応に重点をおいて，神経再生の基礎も含めて，説明した．神経損傷についてはリハビリテーションも重要で，専門医に紹介するためには，一般整形外科医にも一般形成外科医にも知識と技術は必要である．

参考文献

1）House, E. L., et al（著），川北幸夫ほか（訳）：機能的神経解剖学. p166, 医歯薬出版，1975.
2）Jessen, K. R., Mirsky, R.：The repair Schwann cell and its function in regenerating nerves. J Physiol. **594**(13)：3521-3531, 2016.
3）Cattin, A. L., et al.：Macrophage-induced blood vessels guide Schwann cell-mediated regeneration of peripheral nerves. Cell. **162**(5)：1127-1139, 2015.
4）Seddon, H.：Surgical Disorders of the Peripheral Nerves. Churchill Livingstone, 1975.
5）Ikeguchi, R., et al.：Peripheral nerve regeneration using bio 3D nerve conduits. Kenzan method for scaffold-free biofabrication. pp127-137, Springer Nature, Switzerland AG, 2020.

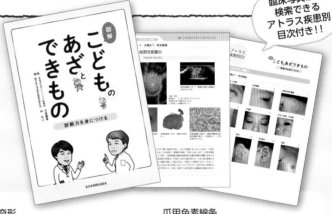

PEPARS No.192：62-71, 2022

◆特集／＜1 人医長マニュアルシリーズ＞手外傷への対応

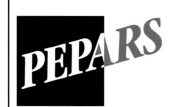

熱　傷

柳下　幹男*

Key Words：植皮術(skin graft)，含皮下血管網全層植皮(preserved subcutaneous vascular network skin graft)，手内筋プラス位(intrinsic plus position)，線維芽細胞増殖因子(fibroblast growth factor), tangential excision, sequential excision

Abstract 手指熱傷は，機能障害を最小限に抑えるために適切な時期に適切な治療を行う必要がある．保存治療において，bFGF が創治癒促進に有用であることが示されており，早期から軟膏治療と併用することが望ましい．手術においては，解剖学的特徴の違いから手掌と手背で治療は異なる．広範囲の手背熱傷の場合，拘縮予防に早期から手内筋プラス位を維持し，深達性Ⅱ度熱傷に対しては早期手術である tangential excision を行うことで拘縮を予防できる．手掌熱傷の場合，まず保存的治療を行い，熱傷創の境界が明らかになってから，デブリードマンと全層植皮を行う．手外科を専門としない形成外科医が手指熱傷を専門医に送る際の判断基準は，① 全身熱傷に合併した手指熱傷症例，② tangential excision などの準緊急の手術に対応する時間が確保できない場合，③ Ⅲ度熱傷で腱が露出する恐れのある症例，④ 治療過程において拘縮が発生する可能性が高いと判断した症例が挙げられる．

はじめに

　手指は熱傷を受傷しやすい部位であり，重症熱傷患者の 80％以上が手指を受傷している[1]．さらに Advanced Burn Life Support(ABLS)の熱傷専門施設への転送判断基準の 1 つに手指熱傷が記載されている[2]．手指の機能をできるだけ損失しないために，受傷部位や熱傷深度，年齢などの個々の症例の状態に応じて，適切な時期に適切な治療を行うことが重要である．

　本稿では手指熱傷の疫学的，解剖学的特徴と治療の概略を示し，手外科を専門としない形成外科医が治療する際の注意点と，専門医に送る際の判断基準について述べる．

手指熱傷の疫学

　手指熱傷は，年齢により受傷原因の特徴が異なる．乳幼児では，手掌部の接触熱傷が多く[3]，ストーブや炊飯器の炊き出し口などのへ接触や，最近ではヘアアイロンとの接触も見受けられる．一方，成人では火災や事故によって，手背部を受傷することが多い．また工場の機械などで熱圧挫創を受傷する症例もある．

熱傷深度

　手指に限らず，熱傷深度の把握が治療方針の決定に不可欠であり(図1)[4]，浅達性Ⅱ度熱傷(SDB)と深達性Ⅱ度熱傷(DDB)を判別することが重要である．SDB は真皮表層までの障害で，皮膚付属器が大部分残存しているため，受傷後1〜2週間で上皮化する．一方で，DDB は真皮深層までの障害であり，大部分の皮膚付属器を損傷している．残

* Mikio YAGISHITA，〒920-0293　石川県河北郡内灘町大学 1-1　金沢医科大学形成外科，助教

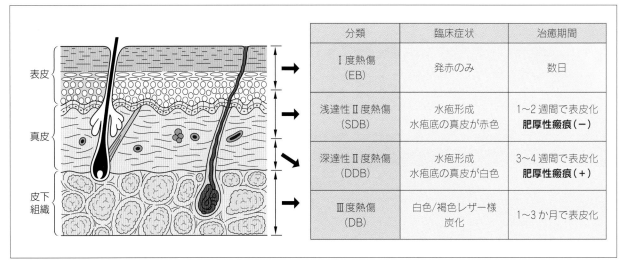

図 1. 熱傷深度の分類
（日本熱傷学会用語集 2015（改訂版）より引用，左図は，文献 4 より改変引用）

分類	臨床症状	治癒期間
Ⅰ度熱傷 （EB）	発赤のみ	数日
浅達性Ⅱ度熱傷 （SDB）	水疱形成 水疱底の真皮が赤色	1〜2 週間で表皮化 **肥厚性瘢痕（−）**
深達性Ⅱ度熱傷 （DDB）	水疱形成 水疱底の真皮が白色	3〜4 週間で表皮化 **肥厚性瘢痕（＋）**
Ⅲ度熱傷 （DB）	白色/褐色レザー様 炭化	1〜3 か月で表皮化

存する皮膚付属器から上皮化が起こるが，治癒までに 3〜4 週間かかるため，肥厚性瘢痕に至り拘縮の原因となる．SDB は保存的治療で治癒するが，DDB は部位や面積によって手術加療を要することがある．受傷初期に SDB と DDB の判別できることが望ましいが，熱傷に精通した医師が肉眼的評価を行っても，その正確さは 60〜75％に過ぎない[5]．したがって，日々の経過で判断していくことが多い．

手の解剖的特徴（手掌と手背）

手背と手掌は組織学的に大きく異なる．手背の皮膚は薄くしなやかで伸展性に富んでおり，皮下組織も薄く容易に伸筋腱や骨などの深部組織が露出する．手掌の皮膚は角質が厚く，皮膚付属器が多いため治癒能力が高い．皮下組織も厚く手掌腱膜が存在しているため，腱や神経などの深部組織に損傷が及ぶことは稀である．手掌の組織は特徴的であり，皮弁や植皮の採皮部として適した皮膚が足底や内果下方に限られる．

治療の実際

1．減張切開
手・手指の全周性のⅢ度熱傷では緊急の減張切開が必要となる．これは軟部組織が浮腫をきたし

た時に，焼痂となった皮膚は伸展性がないため，血管の閉塞を引き起こし末梢循環障害になるのを防ぐためである．適応の判断にはパルスオキシメーターやドップラー血流計の使用，皮下の内圧測定をする方法があり，内圧測定では 30 mmHg 以上の場合に切開の適応となる[6]．特に全身熱傷の場合は受傷 24 時間から著明な浮腫が発生するため危険性は高くなるので注意する．指に対しては側正中切開を行うが，瘢痕が対立運動の妨げにならないように，母指では橈側側正中を，示指から小指は尺側側正中を切開することが望ましい．手背に対しては，伸筋腱が露出しないように中手骨間を切開する．通常は皮下の正常脂肪が露出するように皮膚全層を切開すればよく，筋膜まで切開する必要はない（図 2）．実際には，皮下の内圧が高いため，メスを軽く当てるだけで創が開いて，皮下脂肪層が露出する．切開後は露出した部位の乾燥を防ぐため，生食ガーゼや非固着性ガーゼで被覆する．手関節の全周性の熱傷の場合は，正中神経管と尺骨神経管の開放も考慮する必要があるが，非常に稀であり，手外科を専門としない形成外科医が行う治療の範疇を超えていると考える．

2．固定肢位とリハビリテーション
手指の広い範囲の熱傷，特に手背全体の熱傷を認めた場合，浮腫により典型的な MP 関節伸展

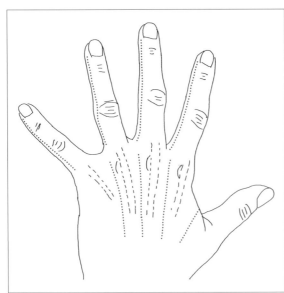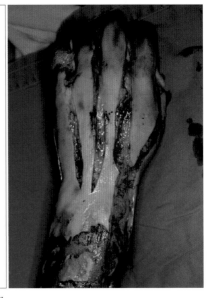

a｜b

図 2. 減張切開
a：切開ラインのシェーマ．赤点線が切開ラインを示す．黒点線は伸筋腱を示す．
b：減張切開の実際

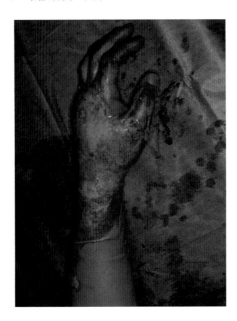

図 3.
手背熱傷による内在筋マイナス位

位，IP 関節屈曲位の内在筋マイナス位になる（図 3）．これを放置すると内在筋の拘縮に陥り，手術でも改善が難しい状態となる．これを予防するために受傷直後から内在筋プラス位（intrinsic plus position）での固定が必要である．具体的には手関節背屈 35°〜45°，MP 関節屈曲 80°〜90°，IP 関節は完全伸展位，母指最大外転位で固定する．これにより関節の靭帯拘縮を予防することができる．また MP 関節を屈曲させることにより，手背の皮膚を最大限に伸展させるとともに，手背皮下

に浮腫となるスペースを作らせない効果もある．岩尾ら[7]が述べているが，bulky dressing で内在筋プラス位を維持することは難しく，積極的にスプリントを作成する．熱可塑性スプリントで作成するのがよいが，広範囲熱傷の場合，応急処置としてライトスプリント・Ⅱ[®]（アルケア株式会社，東京）などの水硬性スプリントで簡易的に作成するのもよい方法の 1 つと考えている（図 4）．リハビリテーションは可能な限り早期から行い，作業療法士の介入が望ましい．PIP 関節の背側熱傷があ

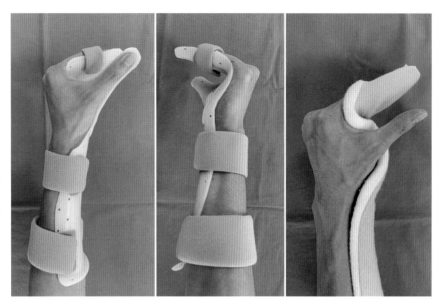

図 4.
スプリントによる手内筋プラス位
固定
手関節背屈 35°～45°，MP 関節屈
曲 80°～90°，IP 関節完全伸展位
　a，b：熱可塑性スプリント
　c：ライトスプリント・Ⅱ® を
　　使用した簡易的なスプリント

る場合，深部に至っていなければ積極的な可動域
運動を行うが，伸筋腱まで及んでいる場合は屈曲
運動によって中央索の破綻を助長し，いわゆるボ
タンホール変形をきたしてしまうため，伸展位固
定で処置を行う．掌側に限局した熱傷の場合は，
積極的に自動運動のリハビリを開始し，必要であ
れば伸展装具を用いて PIP 関節屈曲拘縮を予防す
る．

3．保存的治療

　SDB の場合は保存的治療で上皮化が得られ，ま
た一部に DDB があっても小範囲であれば拘縮す
ることなく保存的治療で治癒させることができる
ため，感染させることなく，創治癒促進を促すこ
とが求めらる．Ⅱ度熱傷に対しては，軟膏治療に
加えて，塩基性線維芽細胞増殖因子（bFGF）製剤
の使用が熱傷診療ガイドラインで推奨度 A とさ
れている[8]．bFGF は受傷早期から投与を開始し
た方が上皮化までの日数が有意に短縮される[9)10]．
一方で，水疱形成を認めることが多く，これが温
存されていると bFGF 製剤を噴霧することはでき
ない．水疱を温存することに否定的な報告もある
が[11]，疼痛の軽減と処置の簡便化から受傷初期は
温存すべきである．貯留液で緊満している場合は
注射針で穿刺して貯留液だけ排出する．受傷後 1
週間程経過すると水疱膜が汚染してくるため，感
染予防のために除去する．水疱膜が破れたり，除

去したことにより熱傷創が露出した時点で bFGF
製剤を噴霧する．
　軟膏治療はⅡ度熱傷の場合は油脂性基剤である
ワセリンもしくはワセリンを基剤とした抗生物質
含有軟膏を使用している．ワセリンは創面の保護
性が強く，創部の乾燥を防ぐ．広範囲なⅢ度熱傷
の場合は感染予防目的にスルファジアジン銀を全
身に使用するため，手も同様の処置を行うことが
多いが，手のみの限局した熱傷の場合は，その後
の手術を視野に入れて，Ⅱ度熱傷と同様にワセリ
ン基剤を外用しながら，熱傷の深度と範囲の確認
をしていく．ドレッシングは非固着性ガーゼを貼
付する．スプリントがある場合は固定を妨げない
範囲で保護するが，スプリントが未完成の症例や
不要な症例は bulky dressing を行う．手背の熱傷
がある場合はできるだけ内在筋プラス位になるよ
うにドレッシングする．手掌のみ受傷している症
例は，積極的に自動運動のリハビリを行うととも
に，MP 関節，IP 関節を伸展位でドレッシングし
て，瘢痕による屈曲拘縮を予防する．

4．手　術

　手術においては時期が重要となるが，背側熱傷
と掌側熱傷では大きく異なるため，それぞれ分け
て記載する．

A．背側熱傷

　背側の皮膚は薄いため，DDB が広く存在する場

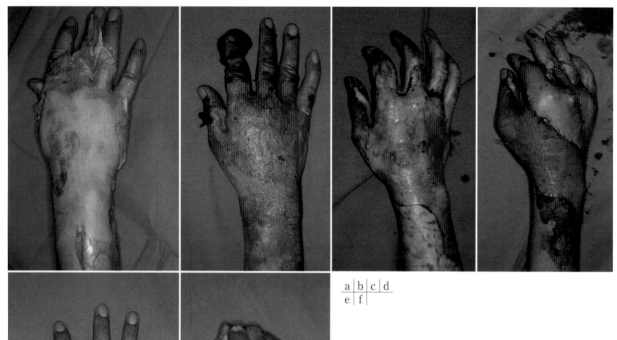

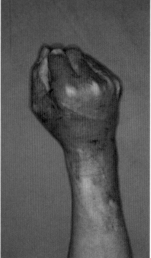

a | b | c | d
e | f |

図 5.
症例 1：39 歳，男性
  a：受傷時
  b：受傷後 7 日目の術前所見
  c：Tangential excision 後
  d：分層植皮後
  e，f：術後 3 か月時所見．拘縮なく可動
    域制限を認めない．

合，熱傷が深達化すると容易に腱や関節包が露出する．熱傷創は中心部から凝固帯(zone of coagulation)，うっ血帯(zone of stasis)，充血帯(zone of hyperema)に分類され[12]，うっ血帯は 3〜7 日で凝固帯に進行し，凝固帯は 7 日程度で阻血性壊死に陥る．この進行を予防するために受傷 3〜5 日の早期に凝固帯のみを切除する方法を Janzekovic[13]が『tangential excision』として提唱した．切除後は一期的に皮膚移植を行うことでうっ血帯が救済され，真皮成分が温存される．

実際には，フリーハンド，シルバーナイフなどを用いて，壊死に陥った真皮成分のみを接線方向に少しずつ削除していく．創面全体から均一な出血源が見られた時点で削除を終了し，圧迫止血にて出血がコントロールされてから，分層植皮を行

う．通常分層植皮は 10/1,000〜12/1,000 インチの厚さで採取するが，手背の場合は 15/1,000 インチ程度の中間分層植皮片を移植する．シート状で移植しナイロン糸で縫合固定する．タイオーバー固定は用いず，生食ガーゼと伸縮性包帯での固定を行う．術後スプリントで内在筋プラス位を維持する．一時的に(1 週間)鋼線で関節固定を行ってもよい．成人の場合は tangential excision を積極的に行うが，小児は背側に厚い脂肪層を認め深部組織まで熱傷がいたることが少ないため，適応になることは稀である．

SDB と DDB が混在する場合は浅達創の上皮化後(受傷 2 週間程度)に手術を行う．手技としては，フリーハンド，シルバーナイフを用いて点状出血を全面に認めるまでデブリードマンを行うが

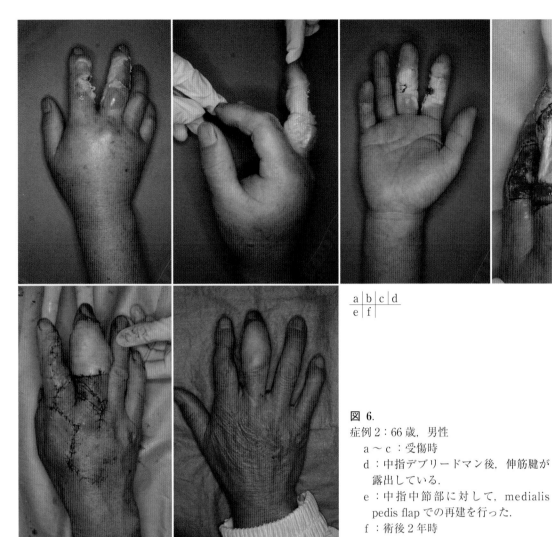

a | b | c | d
e | f |

図 6.
症例 2：66 歳，男性
　a〜c：受傷時
　d：中指デブリードマン後，伸筋腱が
　　　露出している．
　e：中指中節部に対して，medialis
　　　pedis flap での再建を行った．
　f：術後 2 年時

（sequential excision），時間が経過しており潰瘍周囲に未熟な瘢痕組織が出現しているため，これも含めて新鮮化した方が，植皮縁の肥厚性瘢痕をきたしにくい．植皮は，シート状の分層植皮を行う．

　Ⅲ度熱傷の場合，容易に伸筋腱が露出してしまう．パラテノンを残せる場合は植皮が可能であるが，残せない場合は皮弁が必要である．

　症例 1：39 歳，男性
　てんぷら油が手背にかかり受傷し，手背熱傷創は DDB であった．受傷 7 日目に tangential excision を行った（定義では 5 日以内にする）．手背と指背は 15/1,000 インチで分層皮膚を移植し，手関節は 12/1,000 インチで移植した．術後 1 週間，鋼線で内在筋プラス位を維持した．術後 3 か月時点

で拘縮なく可動域制限は認めない（図 5）．

　症例 2：66 歳，男性
　仕事中に熱した鉄板に右示指中指を挟まれて受傷した．両指ともに中節部に DB を認め，中指は 4/5 周にわたって熱傷を認めた．伸筋腱が露出したため，受傷 4 週で medialis pedis flap による再建を行った．術後 2 年で PIP 関節の軽度の屈曲拘縮を認めるが，著明な機能障害を免れることができた（図 6）．

　B．掌側熱傷
　手掌は治癒の能力が高いことや，理想的な採皮部が限られていることから，原則は，リハビリを行いながら保存的治療を行い，熱傷創の境界が明らかになった後に手術を行う．特に小児では，皮膚性瘢痕拘縮が長期に及んでも不可逆的な関節性

拘縮になることは稀であり，我々は早期の手術を行うことは少ない．植皮を行う際，乳幼児期は足の面積が小さいため，足底からの全層採皮は行わない．一方で皮膚の伸縮性があるため，内果下方からある程度大きい面積の採皮が可能である．植皮範囲が大きい場合や，成長に伴う再拘縮の可能性がある症例は，一旦鼠径部からの全層植皮を行い，後に足底非加重部からの全層植皮に貼り替える．成人の場合も，通常はリハビリを行いながら熱傷潰瘍の境界が明らかになるまで（2週間程度）待ってから手術を行うが，手術時期が遅れると関節性拘縮になり得ることに注意する．実際の手技では，まず瘢痕を含めて熱傷潰瘍のデブリードマンを行い，手指伸展位固定で全層植皮片を移植し，タイオーバー固定する．必要であれば鋼線で一時的な関節固定を行う．植皮に関しては，我々は含皮下血管網植皮を好んで選択している[14]．真皮下の疎性結合組織内の毛細血管網を温存することで植皮片と移植床との血行再開を促進し，接着面で生じる瘢痕拘縮を軽減すると言われている[15]．

ある程度肉芽増生がある場合は，足底からの分層植皮も可能であるが，全層植皮と比較して，伸縮性が乏しいため再拘縮になる可能性があることに注意する．足底非加重部は陥凹部であり，分層採皮を行う時は局所麻酔薬に追加して生理食塩水を皮下に十分注射して平坦にしてから採皮を行う．

症例3：1歳，男児

炊飯器の蒸気に右手を触れて，右示指，中指掌側の熱傷を受傷した．前医で保存的治療が行われていたが，治癒が遷延したため，受傷後1か月で当科に紹介受診した．示指は中節部・基節部に広く熱傷潰瘍があり，著明な瘢痕拘縮を認めていた．中指は基節部に限局した熱傷潰瘍を認めた．瘢痕治癒した後に全層植皮術を行う方針とし，受傷5か月時に手術治療を行った．示指は瘢痕切除を行うことで完全伸展が得られた．皮膚欠損部に対して一期的に全層植皮術を施行した．示指は欠損が多かったため，鼠径部から全層植皮を行い，中指は欠損が小さかったため，内果下方から全層

植皮を行った．示指・中指の伸展位安静目的に鋼線を指尖部から基節部まで刺入し，タイオーバー固定を行った．術後12日目に植皮の生着を確認した．伸展装具を作成し，術後3か月間，夜間のみ伸展装具を使用した．術後3年時点で再拘縮はない．示指の植皮部は色素沈着が残存するが，中指植皮部の色調は良好であった（図7）．

症例4：24歳，女性

撚糸を巻く機械に中指を挟まれ，摩擦熱で熱傷を受傷した．中指掌側のPIP関節にまたぐ限局したⅢ度熱傷であった．受傷14日目に足底からの中間分層植皮（18/1,000インチ）を行った．電動デルマトームで採皮した．PIP関節伸展位で鋼線固定を行い，植皮片を5-0ナイロンで縫合固定した．タイオーバーは行わなかった．術後7日目に鋼線抜去を行い，以後は自動運動のリハビリを開始し，夜間伸展装具を3か月間装着した．術後3か月時点でカラーマッチは良好で関節拘縮は認めないが，植皮部とその周囲の硬さが残っている．足底採皮部に肥厚性瘢痕は生じていない（図8）．

専門医に送るべき症例とタイミング

形成外科に精通する医師が，手指熱傷を治療することは，前述した拘縮予防の肢位やリハビリさえ理解すれば，困難ではないと考える．一方で，熱傷治療は適切な判断とともに手術時期を逸しないように迅速な対応が求められる．1人医長として対応する場合，時間と人手の余裕があるかが最大の問題となる．筆者が提案する専門施設に送るべき症例とその時期について以下に4つ述べる．まず，① 全身熱傷に合併した手熱傷である．1人で対応することは困難である．もし既に病院に搬送されている場合，可能であれば，浮腫をきたす前に手内筋プラス位にしておくことが大事であり，初期対応のドレッシングの際に簡易なスプリントを装着するかbulky dressingでの内在筋プラス位での肢位固定を行うとよいと考える．また減張切開が必要な症例に対しても，初期治療段階で行うことが望ましい．続いて，② tangential exci-

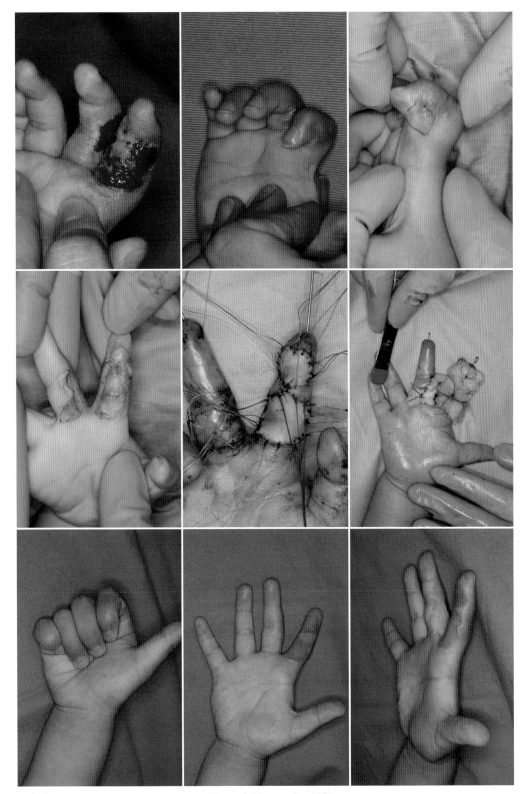

a	b	c
d	e	f
g	h	i

図 7. 症例 3：1 歳，男児

a：受傷 1 か月時（初診時）
b，c：受傷 3 か月時（術前）
d：右示指，中指瘢痕切除後
e：全層植皮後．示指は鼠径部から，中指は内果下方からの全層植皮を行った．
f：鋼線での伸展位固定とタイオーバー固定
g〜i：術後 3 年時

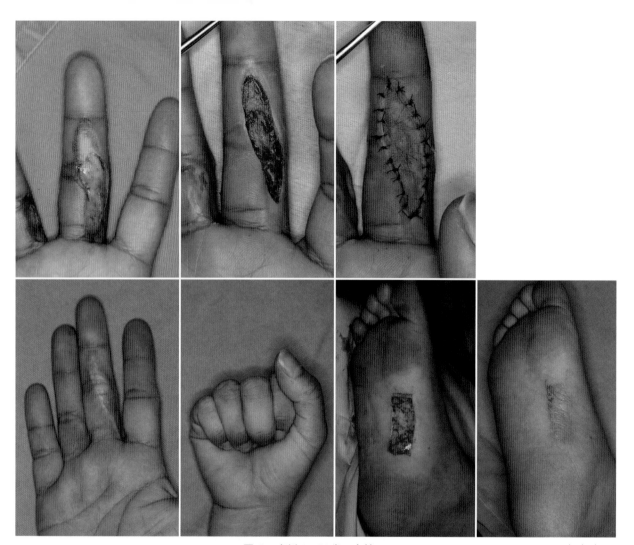

図 8. 症例 4：24 歳，女性.
a：初診時所見　　　　　　　 b：デブリードマン後
c：植皮後　　　　　　　　　 d，e：術後 3 か月時
f：足底非加重部からの採皮　　 g：術後 3 か月時

a	b	c
d	e	f	g

sion などの準緊急の手術に対応する時間が確保できないと判断した時点である．手術時期が遅れると深達化して拘縮の原因になってしまうからである．また，③Ⅲ度熱傷で腱が露出する恐れのある症例，④拘縮が発生する可能性が高いと判断した症例に対しても，拘縮が完成してしまうと治療が非常に困難なものになってしまうため，早めに専門医に相談することが望ましい．

おわりに

手指の熱傷について，初期対応を含めた治療の概要を述べた．1 人医長として日々の忙しい診療を行う中で，熱傷治療を行うことは負担が大きい．特に手指熱傷は迅速な対応が求められる疾患である．自身で治療を継続するか専門施設に送るかの判断には，手指熱傷に対応する時間の余裕があるかが，最も重要になると考える．

参考文献

1) Luce, E. A.：The acute and subacute management of the burned hand. Clin Plast Surg. 27：49-63, 2000.

Summary　手指熱傷に対する初期治療を含めた治療戦略を概説した.

2）American burn association：Advanced burn life support course provider manual. pp73-78, American burn association, 2007.

3）菅又　章ほか：小児熱傷の原因と予防対策. 形成外科. **34**：1247-1253, 1991.
Summary　小児熱傷の受傷機序を年齢別に分類した.

4）塩野　茂：【熱傷治療ガイド2014】熱傷の病態と全身管理　重症度判定. 救急医学. **38**：1179-1184, 2014.
Summary　初診時における熱傷の重症度の評価法を述べた.

5）Monstrey, S., et al.：Assessment of burn depth and burn wound healing potential. Burns. **34**：761-769, 2008.
Summary　熱傷深度を客観的に評価する方法について概説した.

6）Germann, G., Hrabowski, M.：The Burned Hand. Green's Operative Hand Surgery, 7th ed. Wolfe, S. W., et al. 1926-1957, Churchill Livingstone, 2016.
Summary　Green手の外科手術書の熱傷の項目.

7）岩尾敦彦ほか：【熱傷の局所治療マニュアル】特殊部位：手. PEPARS. **155**. 47-56, 2019.
Summary　手指熱傷に対する初期治療, 局所治療, 手術と術後後療法について述べた.

8）一般社団法人日本熱傷学会：熱傷診療ガイドライン〔改訂第3版〕. 熱傷. **47**：S39-S40, 2021.

9）小室明人ほか：トラフェルミン（フィブラスト®スプレー）の検討. 熱傷. **35**：27-39, 2009.
Summary　bFGFを早期から投与することで上皮化までの期間を短縮させることを報告した.

10）上村哲司ほか：【細胞増殖因子と創傷治癒】熱傷創に対するbFGFの早期治療の経験. 形成外科. **52**：525-541, 2009.
Summary　Ⅱ度・Ⅲ度熱傷症例を, bFGF早期投与群と後期投与群に分けて比較検討した.

11）Ono, I., et al.：A study of cytokines in burn blister fluid related to wound healing. Burns. **21**：352-355, 1995.
Summary　熱傷水疱内貯留液に含まれるサイトカインが上皮化を制御している可能性があることを報告した.

12）Jackson, D. M.：Second thought on the burn wound. J Trauma. **9**：839-863, 1969.

13）Janzekovic, Z.：A new concept in the early excision and immediate grafting of burns. J Trauma. **10**：1103-1108, 1970.

14）川上重彦：手術手技　植皮　含皮下血管網遊離全層植皮術. 形成外科. **60**：S38-S44. 2017.
Summary　含皮下血管網全層植皮術の方法について詳細に述べた.

15）Tsukada, S.：Transfer of free skin grafts with a preserved subcutaneous vascular network. Ann Plast Surg. **4**：504-506, 1980.
Summary　含皮下血管網全層植皮術を初めて報告した論文.

PEPARS No.192：72-84，2022

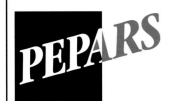

◆特集／＜1人医長マニュアルシリーズ＞手外傷への対応

手の感染症と治療

小野 真平*

Key Words：手(hand)，指(finger)，感染(infection)，デブリードマン(debridement)

Abstract 手の感染症はコモンディジーズのため，患者は様々な診療科の一般外来を受診する．一方で手の感染症は，適切な時期に適切な治療が施されないと拘縮や難治性疼痛などの重篤な後遺症を残しかねない．そのため，一般外来の担当医も，手の感染症の診断と治療に精通しておく必要がある．手は解剖学的に多くの閉鎖空間(関節，腱鞘，筋膜腔など)を有し，その内部で病原体が増殖するタイプの深在性感染症が多い．そのため，皮膚表面の臨床所見は乏しく見過ごされやすいうえに，抗生剤が届きづらいために保存的治療に抵抗性を示すことが多い．深在性感染症は，閉鎖空間を外科的に開放(ドレナージ)することが求められるため，外来の初診担当医は，自分でどこまでやるかを明確にしておく必要がある．本稿では，一般外来を受診した手の感染症患者を診た外来担当医が，初期対応で行うべきこと，専門医に送るべき疾患，症状，タイミングについて解説する．

はじめに

手の感染症はコモンディジーズのため，患者は様々な診療科の一般外来を受診する．一方で手の感染症は，適切な時期に適切な治療が施されないと拘縮や難治性疼痛などの重篤な後遺症を残しかねない．本稿では，一般外来を受診した手の感染症患者を診た外来担当医が，初期対応で行うべきこと，専門医に送るべき疾患，症状，タイミングについて解説する．

手の感染症の特殊性

手は露出部であり，かつ，日常生活のなかで最も使用頻度の高い身体部位である．そのため外傷を受けやすく，外傷に続発した感染症が生じやすい．手の感染症は，一般外来診療において遭遇頻度が高い一方で，他分野と比較して論文や教科書数が圧倒的に少ない．その原因として，手の感染症はコモンディジーズであることが挙げられる．専門とする診療科が曖昧なため，患者は，救急外来，形成外科，皮膚科，整形外科，外科など，複数科にまたがる一般外来を受診し治療を受けている．また手の感染症は，感染の部位や程度が個々の患者によって異なるため，患者条件を揃えづらく臨床研究でエビデンス構築しづらいのも一因と考える．

* Shimpei ONO, 〒113-8603 東京都文京区千駄木1-1-5 日本医科大学付属病院形成外科・再建外科・美容外科，准教授

手の感染症が重症化する原因

　手の感染症は，発症早期に正しく診断し適切な治療が施されれば良好な治療アウトカムを獲得できる．逆にそれらが遅れると難治化し，重篤な後遺症を残しかねない．発症早期に適切な治療が施されず重症化する原因としては2つの因子が考えられる．

　1つ目は患者側の因子である．患者は病状を軽く考え，発赤や疼痛が出現して初めて外来受診をすることが多い．特にペットによる動物咬傷では，患者は咬傷に慣れており，外来受診せずとも自然治癒した経験があるとなおさら外来受診のハードルは高くなる．また牙による皮膚開口部は小さく見えるため，患者は病状を深刻に考えない傾向がある．しかし動物の鋭く細長い牙がどこまで達したかが重要であり，腱鞘内や関節腔内に達した場合は，感染症が重症化する可能性がある．患者側の因子を最小限にするためには，受傷後早期に外来受診をするよう根気強く患者教育を継続する必要がある．

　2つ目の因子は医療者側にある．手の感染症患者は複数科にまたがる一般外来で診療される機会が多い．そのため，外来診療医の手の感染症に対する知識や治療経験が乏しく，なんとなく抗生剤が処方されていることが多い．皮膚および皮下組織に限局する表在性感染症である蜂窩織炎，リンパ管炎，爪周囲炎では保存的治療が可能であり，抗生剤投与のみでも軽快することが多い．しかしそれ以外の手の感染症の多くは，外科的治療を要することが多い．手は解剖学的に多くの閉鎖空間（関節，腱鞘，筋膜腔など）を有しており，その内部で病原体が増殖するタイプの深在性感染症が多い．そのため，皮膚表面の臨床所見は乏しく見過ごされやすいうえに，抗生剤が届きづらいために保存的治療に抵抗性を示すことが多い．深在性感染症は，閉鎖空間を外科的に開放（ドレナージ）することが求められるため，初診を担当する外来診療医は，自分でどこまでやるかを明確にし，正しい診断のつけ方と初期治療，専門医への紹介のタイミングに精通しておく必要がある．

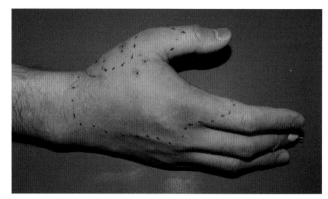

図 1. 表在性感染症でみられる紅斑

救急外来における評価と対応

1．病歴聴取

　手の感染症は，先行する外傷，咬傷，異物刺創など，感染の原因があることが大半である．筆者の経験上，これをいかに詳細に聞き出すことができるかが正しい診断において重要である．例えば，患者自身または前医で粘液囊腫を穿刺した後に感染をきたす場合がある．患者の利き手や職業情報も有益であり，大工では木片や金属片などの異物が感染源のことが多い．拳で他人の顔を殴り，他人の歯で受傷したMP関節背側の挫創では，患者は受傷理由を隠す傾向にあるため，それを念頭に置いて問診する．また，手の感染症に罹患しやすい患者側の要因（糖尿病，透析，免疫不全宿主，アルコール中毒，栄養失調など）がないかも聴取する．これらを認める場合は，感染症が重症化や難治化する可能性が高いため，感染症の重症度や経過によっては早めに専門医に紹介するのが望ましい．

2．臨床診察

　外来に手の感染症を疑う患者が受診した場合，まず炎症の5徴（① 発赤，② 腫脹，③ 疼痛，④ 発熱，⑤ 機能障害：関節が動かしづらいなど）を確認し，カルテに記載する．表在性感染症（蜂窩織炎やリンパ管炎）では紅斑を認めることが多いため，視診のみでも診断に至りやすい．紅斑は辺縁を油性ペンでマーキングし，可能であれば写真撮影をしておくと経時的に病状変化を確認しやすい（図1）．一方で深在性感染症では，皮膚表面の所見は

乏しいため，必ず触診で圧痛部位を確認すると化膿性腱鞘炎や壊死性軟部組織感染症などの見逃しを予防できる．

3．検査

病変が局所に限局している場合は，白血球数（WBC）やC反応性蛋白（CRP）は正常値であることが多い．あくまでも前述の臨床所見（炎症5徴候）を重視する．患部のX線撮影は，異物，軟部組織内のガス像，骨や関節病変を確認できるため有用であり，それらがないことを確認するスクリーニングの意味でもほぼ全例で撮影すべきである．細菌培養検査は，感染症の診断に有用なだけでなく，後の抗生剤選択の判断材料になるため，初診時の抗生剤投与前に極力検査しておく．

4．抗生剤の選択

手の感染症治療において，外科的ドレナージが基本であるが，補助的な治療として抗生剤の投与は不可欠である．健常人の手の感染症の大部分は，皮膚の正常細菌叢であるブドウ球菌（特に黄色ブドウ球菌や表皮ブドウ球菌）によることが多い[1]．抗生剤はペニシリン系やセフェム第1世代（セファゾリンNa）が効果的である．これらの抗生剤の点滴は1日1回の中途半端な投与では感染がくすぶり，耐性菌が生じる原因となる．1日3回以上の投与で十分な血中濃度を維持できるようにする．なお，易感染宿主では，グラム陰性菌や嫌気性菌を含む複数の病原菌による混合感染のことが多いため，広域スペクトラムの抗生剤（例えばタゾバクタム・ピペラシリン水和物の点滴静注：ゾシン®）を選択する．

動物咬傷が原因の場合は抗生剤の選択が例外的に異なる．動物咬傷後の感染の原因菌はパスツレラ属菌（人畜共通感染の原因となるグラム陰性球桿菌）が多い．通常24時間以内に感染が成立する．パスツレラ属菌による感染症は重症化しやすいため，明らかな感染徴候がなくても予防的に抗生剤投与を検討した方がよい．具体的には，アモキシシリン・クラブラン酸（AMPC/CVA），商品名ではオーグメンチン配合錠®（250/125 mg）を1回1錠1日3回毎食後内服として，3〜5日間程度投与する．しかし，サンフォード感染症治療ガイドによるとAMPC/CVA 875/125 mgを1日2回または500/125 mgを1日3回が標準量となっており，投与量が足りない．そのため，オーグメンチン配合錠に加えて，アモキシシリン水和物錠（サワシリン®錠250）を1日3回加えると標準量を満たすことが可能となる．そのため，通称「オグサワ」と呼ばれる処方が動物咬傷のゴールドスタンダードになっている．点滴治療をする際には，スルバクタムナトリウム・アンピシリンナトリウム（SBT/ABPC），商品名ではユナシン-Sキット®静注用（1回37.5 mg/kg）を6時間ごとに投与する．

5．破傷風トキソイド

野外での外傷や動物咬傷後の感染症では，破傷風トキソイドを接種する．予防接種法の関係で，1968年以前の生まれなら，受傷直後，受傷1か月後，受傷6か月〜1年後の3回接種とし，その後は10年毎に1回とする．1968年より後の生まれであれば，1回接種を10年おきとする．1967年以前に出生した人は破傷風を含むワクチンの定期接種が行われていなかったため基礎免疫を持っていない．そのため，1968年出生以降の人と比較して，接種回数が多くなっている．

手の感染症の種類と治療の実際

上記分類のうち，特に診察する機会の多い手の感染症に焦点を絞って，定義と概念，臨床所見，必要な検査，治療に関して要約した．

1．蜂窩織炎（Cellulitis）

皮膚の真皮から皮下脂肪組織に波及するびまん性の急性化膿性炎症である（図2）．手では指先の感染症（爪周囲炎など）に続発して指背や手背に生じることが多い．多くは視診で診断がつき，発赤，腫脹，熱感，圧痛を伴う硬結を認める．患側の腋窩リンパ節の腫大と圧痛を認めることもある．感染が全身に波及すると発熱を伴いWBCとCRPが

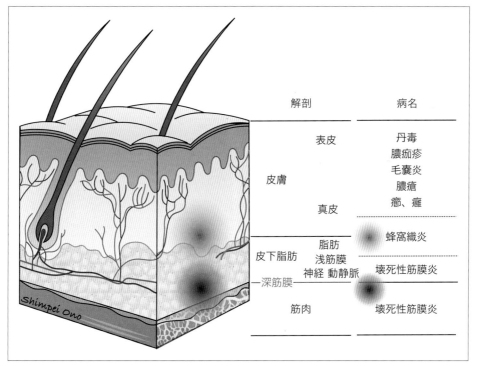

図 2. 手の感染症の病変部位による分類

上昇する.

　健常人で全身状態が良好(体温＜38°, バイタルサインの異常なし)であれば, 一般外来での通院治療が可能である. 抗生剤の経口投与を開始し, 患部の安静, 挙上, 冷却を指示する. 初診時に紅斑の辺縁を油性ペンでマーキングし, 治療効果判定に用いる. 易感染性宿主, 全身状態不良(体温≧38℃, バイタルサインの異常あり), 抗生剤の経口投与後48時間経過後も感染が進行する場合, 病変が人工関節などのインプラントの近くにある場合は, 入院管理下での抗生剤の経静脈投与が望ましい. ここで注意すべきは蜂窩織炎と壊死性軟部組織感染症の鑑別である. 壊死性軟部組織感染症を疑う場合は, 数時間単位で急速に病状が進行するため, 即座に高次医療機関に救急搬送することが求められる. 壊死性軟部組織感染症の詳細は本稿の最後で開設する.

2. 爪周囲炎(Paronychia)

　爪周囲の感染である. 側爪郭の感染が一般的であるが, 後爪郭にも生じ得る[1]. 爪周囲炎の原因

は, 爪噛み, ささくれ(さかむけ), 深爪, マニキュア, 軽微な外傷, 乳児の指しゃぶりなどである. 多くは混合感染であるが黄色ブドウ球菌や緑膿菌の割合が多い. 慢性経過のものでは結核菌や真菌が原因菌になることもある. 臨床所見としては, 発症早期では爪郭に発赤, 腫脹, 熱感, 圧痛を認める. 未治療のまま経過すると, 膿瘍形成し爪郭に沿って徐々に広がっていく. さらに爪下から指腹部へと感染が広がると, 瘭疽に移行することもある.

　爪周囲炎・爪周囲膿瘍は, 一般外来で治療が完結する. 膿瘍形成のない発症早期例は, 経口抗生剤, 患肢の安静・挙上で治癒し得る. 一方で, 発症から時間が経過していたり, 膿瘍形成している症例では切開排膿が望ましい. 今にも自壊しそうな表在性膿瘍は麻酔をせずに18 G注射針で切開排膿が可能なこともあるが, 多くの症例では指ブロック下に11番メスで切開排膿をした方がよい. 皮膚切開は膿瘍直上に側爪郭に沿った長軸方向で行う. 爪甲が刺激となって爪郭の炎症が生じてい

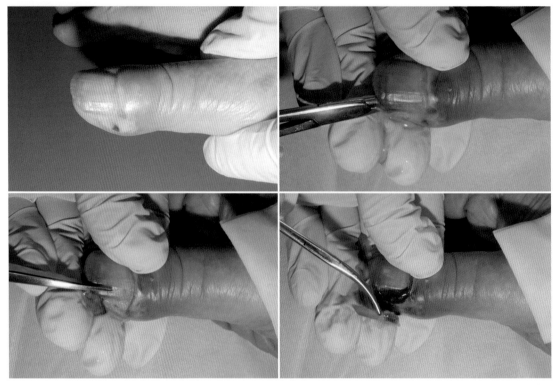

図 3. 部分抜爪して排膿した爪周囲膿瘍

a｜b
c｜d

る場合は，爪甲を部分抜爪する(図3)．切開排膿後は出血が持続することが多いため，アルギン酸塩(カルトスタット®)を貼付したうえで圧迫止血し，患肢を挙上，翌日から洗浄，ゲンタマイシン硫酸塩軟膏またはポビドンヨードゲル塗布を継続する．通常はこれで症状が軽快するが，軽快しない場合には後述する瘭疽に移行している可能性があるため，追加切開を検討する．

3. Pulp space infection/瘭疽(Felon)

指腹部の皮下脂肪は線維性隔壁で仕切られたコンパートメント(小部屋)状の構造をしている[2]．棘などによる刺創を契機にして，コンパートメント内で感染が成立し，隣接する隔壁を破壊しながら隣のコンパートメントへと進行していく．この指腹部の皮下脂肪に生じた感染症を総称してpulp space infectionと呼ぶ(図4)．その中でも，感染が広がってDIP関節以遠の指尖指腹部全体を侵すと瘭疽と呼ぶ．起炎菌は多くの場合，黄色ブドウ球菌である．瘭疽はさらに隣接構造に広がると末節骨骨髄炎，化膿性腱鞘炎，化膿性関節炎

へと移行するため早期に診断し下記の外科的治療を行うことが求められる[3]．

臨床所見として，指腹部の発赤と腫脹を認める．しかし前述の解剖学的特徴に加え，指腹部は角質が厚いため，感染がある程度進行しないとこれらの所見は不明瞭である(判断に迷う場合，健側同指との比較は有用である：図5)．本感染症の診断において重要なのは激しい安静時痛である．これはコンパートメント内圧の上昇によるもので，夜も寝られないような激痛であることが多い．さらに患部のX線撮影は必須である．異物残存のみならず，骨髄炎の有無を確認することができる．骨髄炎があれば末節骨の融解像を認める(図6)．

Pulp space infectionの診断に至ったら，その日のうちに一般外来で切開排膿をする．外科的治療で大切なのは，膿瘍を排出することと線維性隔壁を開放し内圧を下げることで痛みを改善することである．具体的な手順としては，まず指ブロックと指タニケットをする．次に，側正中切開または指腹部縦切開を行う(図7)．両切開の使い分けは，

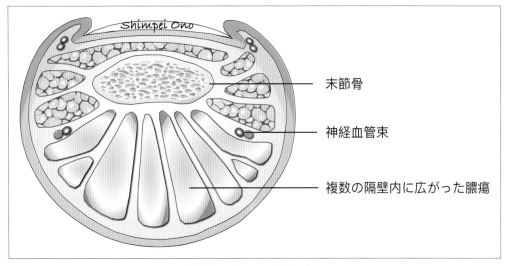

図 4. Pulp space infection

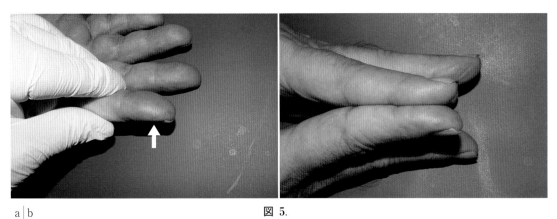

a | b

図 5.
a：瘭疽の臨床所見　　b：健側との比較

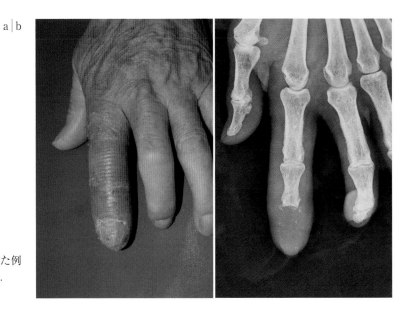

a | b

図 6.
a：瘭疽から骨髄炎をきたした例
b：X 線で骨融解像を認める.

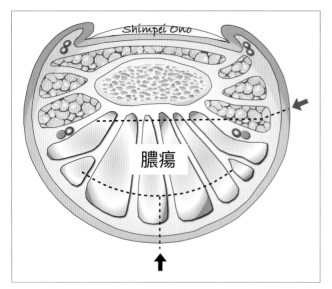

図 7. Pulp scace infection の切開排膿における進入経路

側にメスを入れて隔壁を開放する(図 8). この進路を選択することで, それよりも掌側に位置する神経血管束の損傷を避けることができる. 病変が指腹部に限局している場合は, 指腹部膿瘍直上に縦切開を加えて膿瘍を開放する. この際に切開線が遠位指節間皮線をまたがないように注意する. 皮線に直交する手術痕は瘢痕拘縮をきたしやすいためである. 膿瘍は細菌培養検査に提出する. 膿瘍が十分に排出されたと判断できれば, 洗浄後に疎に皮膚縫合を行うこともある. 筆者は感染がくすぶることを避けるために開放創のまま管理し, 二次治癒させることが多い. 処置後は局所の安静, 患手挙上, 保冷剤での冷却を指示し, 抗生剤と鎮痛薬の投与を開始する. 翌日から水道水による洗浄処置を1日2〜3回行い, 臨床所見を確認しながら処置回数を減らす. また処置後早期から関節拘縮の予防目的の可動域訓練(疼痛のない範囲で自動屈伸運動)を開始する.

4. 動物咬傷(Animal bite)

犬咬傷は, すべての動物咬傷の 90% を占め[4],

指腹部全体が侵されている場合は側正中切開(図7の青矢印), 病変が指腹部中央に限局している場合は指腹部縦切開(図7の黒矢印)を選択する. なお, 両側の側爪郭と遠位爪郭にまたがる alligator mouth incision は背側の皮膚壊死を高率に起こすため, 選択しない. 側正中切開では, 末節骨に向かって切開し, 末節骨の側面に達したら, その掌

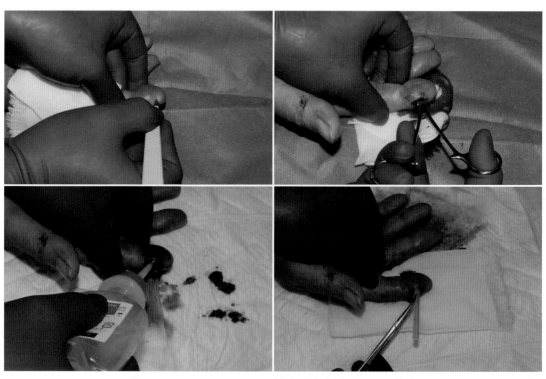

図 8. Pulp scace infection に対する側正中切開による排膿

a	b
c	d

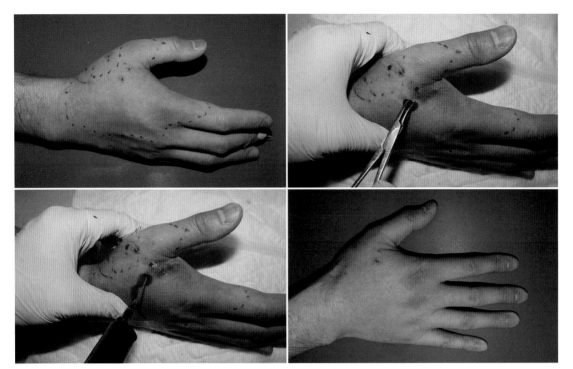

図 9. 動物咬傷の排膿処置

a | b
c | d

続いて猫の咬傷(5%), および他の動物(5%)が続く. 猫咬傷の方が感染しやすく(80%程度), 犬咬傷の方が感染しづらい(5%程度). その理由として, 猫の牙による咬傷では, 皮膚の刺入点が小さく深部の閉鎖環境内で増菌しやすいこと, また外観上は軽症に見えるため治療介入が遅れることが挙げられる[5]. 動物咬傷では, 四肢では受傷後12時間以上, 血流のよい顔では24時間以上で感染のリスクが増大すると言われている. 一方犬咬傷では, 皮膚欠損が生じやすく外観上の重症感があるため早期に治療介入されやすいこと, 創が開放されていることが感染リスクの低い理由として考えられる. 動物咬傷の感染源はパスツレラ菌であることが多い. 通常24時間以内に感染が成立する.

動物咬傷の臨床所見としては, 咬傷による開放創とその周囲の炎症の5徴候を認める. しかし, 特に猫の細長い牙による咬傷では, 皮膚の刺入点が小さく深部の閉鎖環境内で増菌しやすいために, 皮膚所見が出現するまでに時間を要し, 病状が過小評価されてしまうことがあるため注意が必要である. 牙がどこに刺さったかが重要であり,

腱鞘内に達すれば化膿性腱鞘炎をきたし, 関節内に達すれば化膿性関節炎を発症する可能性がある. 採血でWBCやCRPは正常値であることが多いが, 感染が全身に波及すると上昇する. 患部のX線撮影は骨折や異物の有無の確認に有用であり, 明らかに浅い咬傷を除いて, 全例で撮影すべきである.

多くの症例が一般外来で治療可能である. 健常者で受傷直後の浅い(皮下脂肪浅層にとどまる)動物咬傷に限っては, 保存的治療を選択する. 抗生剤は前述の「オグサワ」を投与し, 患部は水道水で洗浄しゲンタマイシン硫酸塩軟膏またはポビドンヨードゲルを塗布する. 受傷から時間が経過しており炎症所見を伴う場合や, 咬傷が深い場合は, 局所麻酔下に創を開放し十分に洗浄する. 具体的には, 開放創からキシロカイン注射液「1%」エピレナミン含有で局所浸潤麻酔を行い, 15番メスやモスキートなどで創を開放し, 18G針または洗浄ノズルを刺した生理食塩水で圧をかけながら洗浄する(図9). 術後管理は, 患部にシーネをあて包帯で軽く圧迫し, 患手を挙上する. 包帯の上から

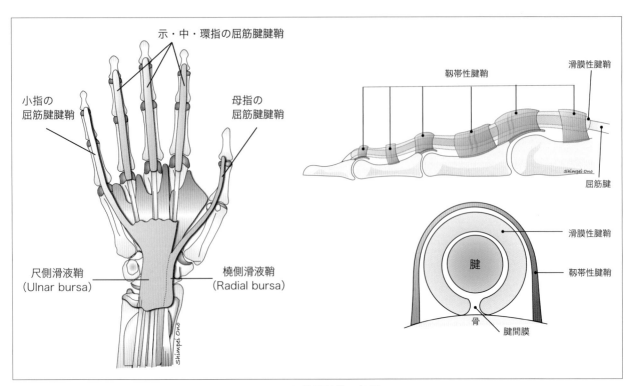

図 10. 屈筋腱腱鞘の解剖

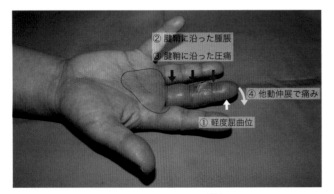

図 11. Kanavel の 4 徴候

冷却をすることで熱感や腫脹は軽減する．手指では，痛みのない範囲で軽く自動運動した方が，リンパ液がドレナージされ，浮腫が予防でき，拘縮の予防にもつながる．連日の処置を継続して感染徴候の変化を確認する．感染徴候が改善しない場合は，閉鎖腔（腱鞘や関節など）への感染の波及など追加切開を必要とする病変がないかを再度評価をする．深部感染（化膿性腱鞘炎，化膿性関節炎，壊死性軟部組織感染症など）をきたした場合は極力早く専門医へ治療を依頼するのが望ましい．

5．化膿性腱鞘炎（Pyogenic flexor tenosynovitis）

異物刺入，動物咬傷，表在性感染の深部への波及などを契機として，閉鎖空間である屈筋腱の腱鞘内（図 10）に病原体が侵入し広がっていく感染症である．病態としては腱滑膜炎が主体であり，適切な治療が施されずに病期が進むと手指の拘縮や腱断裂に至ることもある．起因菌は通常はブドウ球菌やレンサ球菌が多いが，結核菌や非定型的抗酸菌も稀ではない．

診断には Kanavel の 4 徴候が有用である[6]．4 徴候とは，① 指軽度屈曲位，② 腱鞘に沿ったびまん性の腫脹，③ 腱鞘に沿った圧痛，④ 指の他動的伸展による疼痛の惹起，である（図 11）．4 徴候は必ずしもすべて揃うわけではない．閉鎖空間内での感染のため，採血上は WBC や CRP が上昇しないことが多い．X 線撮影は，異物残存の有無を確認する目的で有用である．エコーやMRIは本症の診断と病状の評価に有用である．また，Loudon 病期分類[7]が治療予後判定に用いられる．Stage 1 は腱鞘内の浮腫，stage 2 は腱鞘の肥厚，膿貯留，stage 3 は腱鞘壊死，stage 4 は皮膚壊死，腱壊死

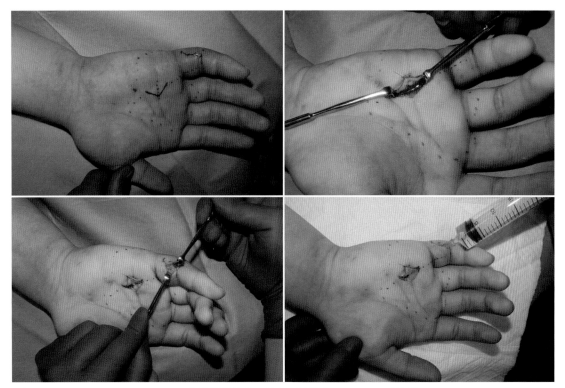

<table>
<tr><td>a</td><td>b</td></tr>
<tr><td>c</td><td>d</td></tr>
</table>

図 12. 化膿性腱鞘炎に対する腱鞘内カテーテル洗浄法

である. Stage 1〜2 のうちに手術を行えば治療成績はよいが, stage 3〜4 になると治療成績は不良となる.

　一般外来で非専門医が化膿性腱鞘炎疑いの患者に遭遇した場合を想定して解説する. 発症初期で, Kanavel の 4 徴候がすべて揃っていない場合は, 化膿性腱鞘炎の診断に苦慮することが多い. 実際に, 手指・手の掌側の皮下膿瘍でも Kanavel の 4 徴候の一部を満たすことがある. この場合, エコーや MRI などの画像検査が有用であり, 腱鞘内の液体貯留を認めるようであれば, 化膿性腱鞘炎の可能性が極めて高い. 一方で腱鞘内の液体貯留がはっきりしなければ, まずは保存的治療を選択するが, 抗生剤投与開始から 24 時間以内に臨床症状が改善しない場合は速やかに外科的治療に切り替える必要がある. ここでの判断の遅れは後の治療成績に大きく影響するため, 化膿性腱鞘炎を疑ったらなるべく早めに専門医へ治療を依頼するのが望ましい.

　以下, 治療を依頼された専門医の対応を解説す

る. 発症早期の軽症例(主に Loudon 病期分類: stage 1〜2)では小切開により腱鞘内にカテーテルを刺入し腱鞘内を洗浄する方法を選択する. 重症例(主に Loudon 病期分類: stage 3)では掌側 zig-zag 切開で腱鞘を展開し, 滑膜性腱鞘を徹底的に切除したうえで, A2 と A4 以外の靭帯性腱鞘も切除する. 重症例のなかで腱, 皮膚の壊死を認める症例(Loudon 病期分類: stage 4)では, 感染の沈静化後に腱移植や皮弁移植を行うが, 指機能は著しく低下する傾向にある.

　軽症例に対する腱鞘内カテーテル洗浄法では, Neviaser による 2 incision approach[8]を用いる(図 12). MP 関節掌側に 2 cm の皮膚切開を置き, さらに DIP 関節に 1.5 cm の側正中切開を置く. MP 関節上の皮膚を切開し, 皮下脂肪内の神経血管束を保護したうえで, A1 靭帯性腱鞘を同定する. A1 腱鞘を切開し, 屈筋腱の滑膜性腱鞘を開放する. 腱鞘内液または膿を細菌培養検査に提出する. さらに DIP 関節の側正中切開を行い, A4 腱鞘のやや遠位で腱鞘を切開し開放する. その後,

表 1. 壊死性軟部組織感染症の分類（type 1，type 2 のみ）

分類	原　因	起因菌	患者群	臨床像	死亡率
Type 1	複数菌 or 腸内細菌	好気性菌 嫌気性菌	高齢者や基礎疾患がある患者	緩徐に進行し予後はよい	基礎疾患に依存
Type 2	単一菌	A群β溶血性レンサ球菌 黄色ブドウ球菌	年齢や基礎疾患とは無関係	急速に進行し予後は悪い	＞30％

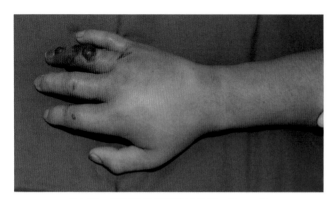

図 13. 壊死性軟部組織感染症，Stage 3

MP 関節掌側の腱鞘開放部から 16 G ポリエチレンカテーテルを刺入し，生理食塩水（ポビドンヨードを混ぜることもある）で洗浄する．遠位開放部からの流出液が透明になるまで洗浄することが望ましい．十分に洗浄したら，皮下ドレーンを留置し，疎に皮膚縫合する．感染の重症度によっては，カテーテルをそのまま留置し，2～3 日洗浄を繰り返すこともある．重症例では，掌側 zig-zag 切開で屈筋腱の腱鞘を展開し，滑膜性腱鞘を全部切除したうえで，A2 と A4 以外の靭帯性腱鞘も切除する．屈筋腱は血流不良な組織であるが，重要な組織であるため初回手術では極力温存するように努める．皮膚は疎に縫合し，皮下ドレーンを留置してドレナージが効くようにする．術後は 1 日 1～2 回の創処置時に感染徴候の経時的変化を確認する．腱滑膜切除後は屈筋腱と周囲組織の癒着により特に PIP 関節の屈曲拘縮をきたしやすいため，スプリントで伸展位管理とする．感染が軽快したら極力早期から痛みのない範囲で手指の自動屈伸運動を開始し癒着と拘縮の予防に努める．

6．壊死性軟部組織感染症（Necrotizing soft tissue infection；NSTI）

壊死性軟部組織感染症（以下，NSTI）は，軟部組織（皮膚，皮下組織，浅筋膜，深筋膜，筋肉）のいずれかの部位から急速かつ広範囲に組織壊死が広がり，臓器障害をきたす感染症の総称である．以前は浅筋膜を感染の主座とするものを壊死性筋膜炎と呼んでいたが，近年は壊死性筋膜炎も含めた包括的な概念として NSTI と呼ぶことが多い．10 万人あたり 4 人[9]と罹患率は低いものの，死亡率は 16～24％[10]と高い致死的疾患である．NSTI は起因菌別の分類により type 1 と type 2 に分類される（実際には Vibrio spp. などの海関連のグラム陰性桿菌による type 3，外傷が原因となる真菌による type 4 もあるが，頻度が低いためここでは省く）（表1）[11]．Type 1 は好気性菌と嫌気性菌の複数菌による混合感染が原因であり，高齢者や基礎疾患がある患者に好発する．病状は緩徐に進行し，比較的予後はよく，死亡率は基礎疾患に依存する．一方で type 2 は A 群β溶血性レンサ球菌や黄色ブドウ球菌など皮膚や気道の単一菌による感染が原因であり，年齢や基礎疾患は関係なく健常者にも生じる．病態のメカニズムとしては，まず軟部に侵入した菌が毒素を産生し末梢血管が閉塞することで虚血と壊死が進行する．さらに壊死環境で細菌が増殖することで感染が急速に周囲に進展する機序が考えられている．

臨床所見は，stage 1（早期）では，発赤，熱感，腫脹とともに皮膚所見を越えた圧痛，stage 2（中期）では，水疱形成，皮膚の波動・硬結，stage 3（晩期）では，血性・水疱形成，握雪感，皮膚知覚低下，皮膚壊死を認める（図 13）[12]．NSTI は時間単位で組織障害が進行するため，できるだけ早い段階で診断することが求められる．Stage 1 の皮膚所見では丹毒や蜂窩織炎などの表在性感染症との鑑別が困難であることが多い．NSTI を積極的に疑う特徴的な所見としては，① 紅斑の境界が不

表 2. LRINEC* score(ライネック スコア)
(*Laboratory Risk Indicator for Necrotizing Fasciitis)

項目	検査値	スコア
CRP	≧15 mg/dL	4 点
WBC	>25,000/μL	2 点
	15,000〜25,000/μL	1 点
Hb	<11.0 g/dL	2 点
	11.0〜13.5 g/dL	1 点
Na	<135 mEq/L	2 点
Cre	>1.59 mg/dL	2 点
Glu	>180 mg/dL	1 点

- Low risk：≦5 点
  Intermediate risk：6〜7 点
  High risk：≧8 点
- ≧6 点で壊死性筋膜炎の疑い↑(感度 90%，特異度 97%，陽性適中率 92%)

明瞭であること(表在性感染症では紅斑の境界は明瞭である)，② 紅斑の範囲を越えた圧痛，③ 皮膚所見から考えられるよりもはるかに強く痛がること，が挙げられる．NSTI は，軟部組織のなかでも血流が不良な筋膜を主座にして感染が広がるため，初期には表層の組織(皮膚や皮下組織)には所見が出づらいために上記のような現象が生じる．一般外来の診療医は ①②③ を見逃さないようにし，これらを認めるようであれば即座に高次医療機関に救急搬送を行う．

NSTI の診断のための画像診断は，エコー，CT，MRI の有用性がそれぞれ報告されているものの，有用性に関する評価は一定していない．海外からの報告では，NSTI は急速進行性のため画像撮影をすることで治療介入が遅れてはならないとする意見が多い．一方日本では CT が比較的迅速に撮影できることもあり，我々の施設では全例で CT 撮影をしてから手術を行っている．CT ではガス像の有無や筋膜の肥厚，液体貯留の範囲を確認することが可能であり，外科的介入を行う範囲を予測するうえで有用であると考えている．また 2018 年に Martinez らは，NSTI の診断に造影 CT が有用(感度 100%，特異度 98%)であると報告している[13]．NSTI の画像診断の有用性に関しては更なるのエビデンスの確立が求められる段階である．

血液生化学検査データを使用した診断補助ツールとして Laboratory Risk Indicator for Necrotizing Fasciitis(LRINEC)スコアがある[14]．6 つの独立した検査データ(CRP，WBC，Hb，血清 Na，血清 Cre，血糖)をスコア化し，NSTI の可能性を判断する指標として用いる(表 2)．LRINEC スコアが 6 点以上であれば，陽性予測値が 92%，陰性予測値が 96% で NSTI の可能性が高いと判定される．一方で LRINEC スコアが 0 点であった NSTI も報告されており[15]，採血データに変化がでていない早期の NSTI の診断や除外には限界があると言われている．

上記からわかるように NSTI の早期診断は非常に難しい．診断の決め手として最も信頼性が高い

のは，試験切開と finger test である．外来やベッドサイドで局所麻酔下に数 cm の皮膚切開をし，悪臭を伴う濁った液体の排出(dishwater brown fluid)を認め，指で皮下(浅筋膜レベル)を抵抗なく剝離することができる場合(finger test 陽性)は，NSTI の可能性が極めて高い．

NSTI は可能な限り早期に外科的デブリードマンを要する病態である．受診後 24 時間以内に手術を行った患者の方が 24 時間以上経過後に手術を行った患者より生存率が高く，6 時間以内に手術を行えばさらに生存率を改善することができるという報告もある[16]．また集中治療室で全身管理が可能な病院での治療が必須である．初回手術でどこまで病変部を切除できるかが生命予後に直結するため，生きている組織に到達するまで壊死した病変は徹底的に切除する．創は開放管理とし，週に 2〜3 回のペースで感染徴候が落ち着くまで創の再評価とデブリードマンを繰り返す．創処置時の外用剤はポビドンヨードゲルやスルファジアジン銀クリーム(ゲーベン®)を用いることが多い．完全に壊死組織が除去できたことを確認してから閉創をする．閉創までの間に陰圧閉鎖療法を併用することもある．デブリードマン時に皮膚も同時に切除されていることが多いため，閉創時に分層植皮を要することが多い．抗生剤の選択は，グラム染色でグラム陽性連鎖球菌，もしくは A 群β溶血性レンサ球菌抗原キットで陽性が確認できれば

ペニシリン投与が原則である．確認できない場合はカルバペネム系の抗菌薬を選択する．またNSTIは毒素が原因で組織壊死が進行するため，蛋白（毒素）合成阻害薬であるクリンダマイシンを上記の抗生剤に追加することが推奨されている．また，A群β溶連菌による重症例ではガンマグロブリン投与も検討する．

参考文献

1) Shafritz, A. B., Coppage, J. M. : Acute and chronic paronychia of the hand. J Am Acad Orthop Surg. **22** : 165-174, 2014.

2) Patel, D. B., et al. : Hand infections : anatomy, types and spread of infection, imaging findings, and treatment options. Radiographics. **34** : 1968-1986, 2014.

3) Watson, P. A., Jebson, P. J. : The natural history of the neglected felon. Iowa Orthop J. **16** : 164-166, 1996.

4) Ellis, R., Ellis, C. : Dog and cat bites. Am Fam Physician. **90** : 239-243, 2014.

5) Babovic, N., et al. ; Cat bite infections of the hand : assessment of morbidity and predictors of severe infection. J Hand Surg Am. **39** : 286-290, 2014.

6) Kanavel, A. B. : Infections of the hand : a guide to the surgical treatment of acute and chronic suppurative processes in the fingers, hand and forearm. 7th ed. Lea and Febiger, 1939.

7) Loudon, J. B., et al. : Infection of the hand. J Bone and Joint Surg. **30** : 409-429, 1948.

8) Neviaser, R. J. : Closed tendon sheath irrigation for pyogenic flexor tenosynovitis. J Hand Surg Am. **3** : 462-466, 1978.

9) Ellis Simonsen, S. M., et al. : Cellulitis incidence in a defined population. Epidemiol Infect. **134** : 293-299, 2006.

10) Anaya, D. A., Dellinger, E. P. : Necrotizing soft-tissue infection : diagnosis and management. Clin Infect Dis. **44** : 705-710, 2007.

11) Bonne, S. L., Kadri, S. S. : Evaluation and management of necrotizing soft tissue infections. Infect Dis Clin North Am. **31** : 497-511, 2017.

12) Wang, Y. S., et al. : Staging of necrotizing fasciitis based on the evolving cutaneous features. Int J Dermatol. **46** : 1036-1041, 2007.

13) Martinez, M., et al. : The role of computed tomography in the diagnosis of necrotizing soft tissue infections. World J Surg. **42** : 82-87, 2018.

14) Wong, C. H., et al. : The LRINEC (laboratory risk indicator for necrotizing fasciitis) score : a tool for distinguishing necrotizing fasciitis from other soft tissue infections. Crit Care Med. **32** : 1535-1541, 2004.

15) Wilson, M. P., Schneir, A. B. : A case of necrotizing fasciitis with a LRINEC score of zero : clinical suspicion should trump scoring systems. J Emerg Med. **44** : 928-931, 2013.

16) Stevens, D. L., Bryant, A. E. : Necrotizing soft-tissue infections. N Engl J Med. **377** : 2253-2265, 2017.

FAX による注文・住所変更届け

改定：2015 年 1 月

　毎度ご購読いただきましてありがとうございます．

　読者の皆様方に小社の本をより確実にお届けさせていただくために，FAX でのご注文・住所変更届けを受けつけております．この機会に是非ご利用ください．

◇ご利用方法

　FAX 専用注文書・住所変更届けは，そのまま切り離して FAX 用紙としてご利用ください．また，注文の場合手続き終了後，ご購入商品と郵便振替用紙を同封してお送りいたします．**代金が 5,000 円をこえる場合，代金引換便とさせて頂きます．**その他，申し込み・変更届けの方法は電話，郵便はがきも同様です．

◇代金引換について

　本の代金が 5,000 円をこえる場合，代金引換とさせて頂きます．配達員が商品をお届けした際に，現金またはクレジットカード・デビットカードにて代金を配達員にお支払い下さい(本の代金＋消費税＋送料)．（※年間定期購読と同時に 5,000 円をこえるご注文を頂いた場合は代金引換とはなりません．郵便振替用紙を同封して発送いたします．代金後払いという形になります．送料は定期購読を含むご注文の場合は頂きません)

◇年間定期購読のお申し込みについて

　年間定期購読は，1 年分を前金で頂いておりますため，代金引換とはなりません．郵便振替用紙を本と同封または別送いたします．送料無料，また何月号からでもお申込み頂けます．

　毎年末，次年度定期購読のご案内をお送りいたしますので，定期購読更新のお手間が非常に少なく済みます．

◇住所変更届けについて

　年間購読をお申し込みされております方は，その期間中お届け先が変更します際，必ずご連絡下さいますようよろしくお願い致します．

◇取消，変更について

　取消，変更につきましては，お早めに FAX，お電話でお知らせ下さい．

　返品は，原則として受けつけておりませんが，返品の場合の郵送料はお客様負担とさせていただきます．その際は必ず小社へご連絡ください．

◇ご送本について

　ご送本につきましては，ご注文がありましてから約 1 週間前後とみていただきたいと思います．お急ぎの方は，ご注文の際にその旨をご記入ください．至急送らせていただきます．2〜3 日でお手元に届くように手配いたします．

◇個人情報の利用目的

　お客様から収集させていただいた個人情報，ご注文情報は本サービスを提供する目的(本の発送，ご注文内容の確認，問い合わせに対しての回答等)以外には利用することはございません．

　その他，ご不明な点は小社までご連絡ください．

株式会社 全日本病院出版会　〒113-0033 東京都文京区本郷 3-16-4-7 F
電話 03(5689)5989　FAX03(5689)8030　郵便振替口座 00160-9-58753

FAX 専用注文書 形成・皮膚 2212

年　　　月　　　日

○印	PEPARS	定価(消費税込み)	冊数
	2023 年 1 月～12 月定期購読（送料弊社負担）	44,220 円	
	PEPARS No.183 乳房再建マニュアル—根治性, 整容性, 安全性に必要な治療戦略— 増大号	5,720 円	
	PEPARS No.171 眼瞼の手術アトラス—手術の流れが見える— 増大号	5,720 円	
	バックナンバー（号数と冊数をご記入ください） No.		

○印	Monthly Book Derma.	定価(消費税込み)	冊数
	2023 年 1 月～12 月定期購読（送料弊社負担）	43,560 円	
	MB Derma. No.320 エキスパートへの近道！間違いやすい皮膚疾患の見極め 増刊号	7,700 円	
	MB Derma. No.314 手元に 1 冊！皮膚科混合薬・併用薬使用ガイド 増大号	5,500 円	
	バックナンバー（号数と冊数をご記入ください） No.		

○印	瘢痕・ケロイド治療ジャーナル
	バックナンバー（号数と冊数をご記入ください） No.

○印	書籍	定価(消費税込み)	冊数
	カスタマイズ治療で読み解く美容皮膚診療	10,450 円	
	日本美容外科学会会報　Vol.44　特別号 「美容医療診療指針 令和 3 年度改訂版」	4,400 円	
	ここからマスター！手外科研修レクチャーブック	9,900 円	
	足の総合病院・下北沢病院がおくる！ ポケット判 主訴から引く足のプライマリケアマニュアル	6,380 円	
	明日の足診療シリーズⅡ　足の腫瘍性病変・小児疾患の診かた	9,900 円	
	カラーアトラス 爪の診療実践ガイド 改訂第 2 版	7,920 円	
	イチからはじめる美容医療機器の理論と実践 改訂第 2 版	7,150 円	
	臨床実習で役立つ形成外科診療・救急外来処置ビギナーズマニュアル	7,150 円	
	足爪治療マスター BOOK	6,600 円	
	図解 こどものあざとできもの—診断力を身につける—	6,160 円	
	美容外科手術—合併症と対策—	22,000 円	
	運動器臨床解剖学—チーム秋田の「メゾ解剖学」基本講座—	5,940 円	
	グラフィック リンパ浮腫診断—医療・看護の現場で役立つケーススタディ—	7,480 円	
	足育学　外来でみるフットケア・フットヘルスウェア	7,700 円	
	ケロイド・肥厚性瘢痕 診断・治療指針 2018	4,180 円	
	実践アトラス 美容外科注入治療　改訂第 2 版	9,900 円	
	ここからスタート！眼形成手術の基本手技	8,250 円	
	Non-Surgical 美容医療超実践講座	15,400 円	

お名前	フリガナ 　　　　　　　　　　　　　　　　　　　㊞	診療科

ご送付先　〒　　　－

□自宅　　□お勤め先

電話番号　　　　　　　　　　　　　　　　　　　□自宅　□お勤め先

バックナンバー・書籍合計
5,000 円 以 上 の ご 注 文
は代金引換発送になります

―お問い合わせ先―
㈱全日本病院出版会営業部
電話　03(5689)5989

FAX 03(5689)8030

年　　月　　日

住 所 変 更 届 け

お 名 前	フリガナ	
お客様番号		毎回お送りしています封筒のお名前の右上に印字されております8ケタの番号をご記入下さい。
新お届け先	〒　　　　　　都 道 　　　　　　　府 県	
新電話番号	（　　　　　）	
変更日付	年　　月　　日より	月号より
旧お届け先	〒	

※ 年間購読を注文されております雑誌・書籍名に✓を付けて下さい。

☐ Monthly Book Orthopaedics （月刊誌）

☐ Monthly Book Derma. （月刊誌）

☐ 整形外科最小侵襲手術ジャーナル （季刊誌）

☐ Monthly Book Medical Rehabilitation （月刊誌）

☐ Monthly Book ENTONI （月刊誌）

☐ PEPARS （月刊誌）

☐ Monthly Book OCULISTA （月刊誌）

PEPARS

各号定価 3,300 円(本体 3,000 円＋税)，ただし，増大
号：No. 75, 87, 99, 100, 111 は定価 5,500 円(本体
5,000 円＋税)，No. 123, 135, 147, 159, 171, 183 は定
価 5,720 円(本体 5,200 円＋税)．
在庫僅少品もございます．品切の際はご容赦ください．
　　　　　　　　　　　　　　　　(2022 年 11 月現在)

掲載されていないバックナンバー
につきましては，弊社ホームページ
(www.zenniti.com)をご覧下さい.

click

| 全日本病院出版会 | 検索 |

全日本病院出版会 公式 twitter !!

弊社の書籍・雑誌の新刊情報，または好評書のご案内
を中心に，タイムリーな情報を発信いたします．
全日本病院出版会公式アカウント **@zenniti_info** を
是非ご覧下さい !!

2023 年 年間購読 受付中！
年間購読料　44,220 円(消費税込)(送料弊社負担)
(通常号 10 冊，増大号 1 冊，臨時増大号 1 冊：合計 12 冊)

★おかげさまで 2023 年 8 月に 200 号を迎えます★
2023 年 8 月号は臨時増大号 (定価 5,500 円) として発行いたします！

形成外科手術 麻酔マニュアル

No.193（2023 年 1 月号）

No.192　編集企画：
　　石河利広　大津赤十字病院形成外科部長

PEPARS　No.192

2022 年 12 月 15 日発行（毎月 1 回 15 日発行）
定価は表紙に表示してあります.
Printed in Japan

発行者　　末 定 広 光
発行所　　株式会社　全日本病院出版会
〒 113-0033 東京都文京区本郷 3 丁目 16 番 4 号
　　　　　電話（03）5689-5989　Fax（03）5689-8030
　　　　　郵便振替口座 00160-9-58753

印刷・製本　三報社印刷株式会社　　　　電話（03）3637-0005
広告取扱店　㈱日本医学広告社　　　　電話（03）5226-2791